Aromastoffe

100 Essenzen
von A bis Z

Die besten Anwendungen bei
Erkrankungen und zur Schönheitspflege
sowie bewährte Duftkombinationen

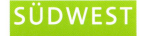

Inhalt

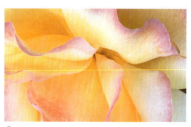

Ätherische Öle für Gesundheit und Wohlgefühl.

Die aromatische Welt der Düfte 4

Agarholz/Angelikawurzel 12
Anis/Basilikum 14
Bay/Benzoe siam 16
Bergamotte/Bitterorange 18
Blutorange/Bohnenkraut...................... 20
Cajeput/Cistrose 22
Clementine/Davana........................... 24
Dill/Douglasia 26
Eichenmoos/Elemi 28
Estragon/Eukalyptus 30
Fenchel/Fichtennadel 32
Geranie/Gewürznelke......................... 34
Ginster/Grapefruit 36
Ho-Blätter/Honig 38
Immortelle/Ingwer............................ 40
Iriswurzel/Jasmin............................. 42
Johanniskraut/Kamille, Blaue 44
Kamille, Römische/Kampfer 46
Kanuka/Kardamom 48
Karottensamen/Koriander.................... 50
Kümmel/Latschenkiefer 52
Lavandin/Lavendel spica...................... 54

Inhalt

Lavendel vera/Lemongras 56
Limette/Linaloeholz 58
Litsea cubeba/Lorbeer 60
Magnolienblüte/Majoran 62
Mandarine/Mandarinenholz 64
Manuka/Melisse 66
Mimose/Minze 68
Moschuskörner/Muskatellersalbei 70
Muskatnuss/Myrrhe 72
Myrte/Narde 74
Narzisse/Neroli 76
Niaouli/Olibanum (Weihrauch) 78
Orange, süß/Oregano 80
Palmarosa/Patschuli 82
Petitgrain/Pfefferminze 84
Pfeffer, schwarz/Ravensara 86
Rose centifolia/Rose damascena 88
Rosmarin/Salbei 90
Sandelholz/Schafgarbe 92
Schopflavendel/Tagetes 94
Tannenzapfen/Teebaum 96
Thymian/Tonka 98
Tuberose/Vanille 100
Veilchenblätter/Verbena 102
Vetiver/Wacholder 104
Weißtanne/Ylang-Ylang 106
Ysop/Zedernholz 108
Zimt/Zirbelkiefer 110
Zitrone/Zitronellgras 112

Über dieses Buch 114
Register 115

Die aromatische Welt der Düfte

Was wäre eine Welt ohne Düfte?

Ja – was wäre so eine Welt wert, in der wir nicht riechen könnten? Sie wäre stumpf, ohne Farbe, ohne Leben, wenn wir vom subtilsten unserer Sinne abgeschnitten wären. Unser Geruchssinn hilft uns bei den wichtigsten Entscheidungen, die wir zu treffen haben: ob eine Sache genießbar ist oder nicht, ob sie angenehm oder gefährlich ist. Riechen Sie einmal an einem Aromafläschchen. Wenn der Geruch Ihnen zusagt, wird er unwillkürlich ein Lächeln auf Ihre Lippen zaubern. Sie schließen für ein paar Sekunden die Augen, sind ganz bei sich. Und Sie wissen auch ohne wissenschaftlichen Beweis: Dieser Duft tut Ihnen gut, er heilt – Körper und Seele, Nerven und Gemüt. Düfte verändern Stimmungen und Launen, manchmal unmerklich, manchmal sehr deutlich. Und sie sind Helfer in der ganzheitlichen Naturheilkunde, die viel umfassender und deshalb stärker wirkt, als wir vermuten. In diesem Ratgeber lernen Sie die 100 schönsten, heilsamsten und betörendsten Düfte kennen – mitsamt Rezepten und Anwendungsanleitungen. Sie werden staunen, wie schnell Sie selbst als Einsteiger die Welt der Düfte kennen und lieben lernen.

Das Wichtigste über ätherische Öle

Ätherische Öle sind duftende, hochwirksame Pflanzensubstanzen, die in winzigen Öltröpfchen in kleinen Drüsen an verschiedenen Stellen der Pflanze gebildet werden. Die Öldrüsen befinden sich meist in den Blättern und Blüten der Pflanzen, sie können aber auch an anderen Stellen entstehen – auf der Außenseite oder im Inneren der Wurzeln, im Holz oder im Harz eines Baums, auch in den Früchten oder Samen einer Pflanze. Man sagt, dass ätherische Öle die Lebenskraft der Pflanzen in konzentrierter Form enthalten. Dies bestätigt die Übersetzung des Wortes »ätherisch« – abgeleitet von griechisch »aither« (=Himmelsluft). Ätherische Öle sind also gleichzeitig etwas Flüchtiges, nicht Fassbares und doch etwas ganz Wesentliches.

Aufgabe und Wirkung ätherischer Öle

Von der Natur sind ätherische Öle dafür vorgesehen, Stoffwechselvorgänge in den Pflanzen zu regulieren und sie u. a. vor Krankheiten und Parasiten zu schützen. Diese Aufgaben übernehmen sie

Belebende Wirkung

auch beim Menschen. Ätherische Öle übertragen sozusagen ihre natürliche Heil- und Schutzfunktion auf uns. Sie helfen beim Ausscheiden von Giften, regen die Selbstheilungskräfte an und schützen vor krank machenden Mikroben. In der Lehre von der Heilanwendung der ätherischen Öle schätzt man u. a. die stark antibiotische Wirkung der Essenzen. Sie bekämpfen Bakterien, Viren und teilweise sogar Pilze.

Die größten keimtötenden Kräfte besitzen übrigens Teebaumöl und Weihrauch, die einigen Antipilz- und Desinfektionsmitteln sogar überlegen sind.

Manche Essenzen wie Salbei enthalten hormonähnliche Substanzen und können den Hormonhaushalt regulieren, andere stimulieren die Erneuerung von Körperzellen, z. B. Lavendel, Geranie, Ysop und Salbei.

Bestimmte Duftöle wirken auf die Libido, indem sie Lebensenergie, Sinnlichkeit und Sexualität anregen. Die stärksten Aphrodisiaka sind Ylang-Ylang, Jasmin und Rose.

Besonders beliebt ist die Aromatherapie wegen ihrer wunderbar entspannenden Wirkung auf gestresste Nerven und Gemüt. Alltagssorgen schrumpfen, negative Gedanken, Lethargie und Niedergeschlagenheit verflüchtigen sich, unsere Gefühle werden heller. Wir beginnen, uns über die Sorgen des Alltags zu erheben und das Leben in größeren Zusammenhängen zu verstehen.

Weiterhin wirken ätherische Öle heilend, indem sie die Gehirnfunktion anregen oder dämpfen. Bewusstheit, Logik, Aufmerksamkeit, Konzentration und Intuition werden dadurch beeinflusst.

Pflanzenteile entsprechen Körperteilen

In der Pflanzenlehre entspricht die Blütenregion der Pflanze dem Kopf, die Blatt- und Sprossregion dem Oberkörper, und die Wurzelregion findet ihre Entsprechung im Unterkörper.

• Ätherische Öle aus Fruchtschalen – etwa Bergamotte und Zitrone – mit ihrer frischen, spritzigen und leichten Note haben eine starke Wirkung auf den Kopfbereich mit seinen Sinnesorganen. Sie beeinflussen die geistige Ebene des Menschen, steigern die Konzentrationsfähigkeit und die Wahrnehmung.

• Blütenöle wie Neroli, Rose und Geranie wirken auf der Gefühlsebene. Sie harmonisieren bei gestauten Gefühlen und wirken antidepressiv. Außerdem mildern sie emotionale Schocks und unterstützen die Öffnung für die Schönheit des Lebens.

Die aromatische Welt der Düfte

- Kräuteröle wie Rosmarin fördern die Durchsetzungskraft und geben dem Körper neue Kraft und Vitalität.
- Holz- und Wurzelöle wie Patschuli stärken unsere Körperenergie und Erdverbundenheit.

Inhaltsstoffe

Die chemische Zusammensetzung der ätherischen Duftstoffe ist sehr komplex. Sie bestehen aus Terpenen, Estern, Alkoholen, Phenolen, Aldehyden, Ketonen und organischen Säuren.

Manche Öle enthalten Hunderte verschiedener Substanzen, die im Einzelnen oft noch nicht erforscht sind. Man weiß inzwischen allerdings, dass ätherische Öle synergistisch wirken.

Ihre Wirkkraft beruht auf der Kombination ihrer Bestandteile, die Energien der einzelnen Inhaltsstoffe verstärken sich also gegenseitig.

Wie gelangen ätherische Öle in den Körper?

Zwar werden Pflanzenessenzen von Laien ausschließlich äußerlich angewandt. Aber ihre Wirkung ist so stark durchdringend, dass sie auch Organe erreichen, die tief unter der Oberfläche des Bereichs liegen, an dem die lokale Anwendung erfolgt. Auch wenn man schwer glauben kann, dass eine äußerliche Bauchmassage den Darm erreichen und heilen soll – es ist so, und man kann es sogar erklären: Bei der menschlichen Entwicklung entstehen Gehirn, Nervensystem und Sinnesorgane gleichzeitig mit der Haut aus dem äußeren Keimblatt. Diese Bereiche

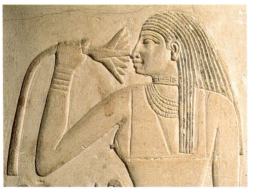

Die heilende Wirkung von Blütenessenzen war bereits im alten Ägypten bekannt.

bleiben auch später miteinander verbunden. Die Haut leitet die ätherischen Stoffe über das Nervensystem an die darunter liegenden Organe weiter. Der zweite, eigentlich direktere Weg, über den Essenzen uns erreichen, geht über Nase und Geruchssinn. Er ist der einzige Sinn, der unmittelbar mit dem limbischen System in Verbindung steht.

Das limbische System ist jener Teil unseres Gehirns, in dem die Gefühle sitzen. Das erklärt auch, warum Düfte fast augenblicklich und direkt Gefühle und gefühlsbetonte Gedanken wecken. Essenzen wie Lavendel, Neroli, Rose und Ylang-Ylang wirken auf die Psyche und sind ein wunderbarer Seelenbalsam bei Unruhe und Stress. Jasmin wirkt euphorisierend und gilt als Geheimtip gegen Depressionen und Ängste.

Gewinnung

Die gebräuchlichste Methode zur Gewinnung ätherischer Öle ist die Wasserdampfdestillation. Bei diesem Verfahren wird Wasserdampf in einen Bottich eingeleitet, in dem sich die Pflanzenteile befinden. Der heiße Wasserdampf entzieht den Pflanzen alle flüchtigen Duftstoffe und verbindet sich mit ihnen. Danach wird das auf dem kondensierten Wasser schwimmende Öl durch ein physikalisches Trennverfahren abgeschöpft. Die sogenannten Fruchtschalenöle entstehen durch Kaltpressung. Sie werden gepresst, zentrifugiert und anschließend gefiltert. Es findet also keine Wärmebehandlung statt. Auf diese Weise erhält man die ätherischen Essenzen von Zitrone, Orange, Blutorange, Bitterorange, Mandarine, Tangerine, Bergamotte und Grapefruit.

Das ätherische Öl dieser Früchte ist durch die einfache Gewinnung besonders naturrein.

Manche Pflanzen eignen sich nicht für die Destillation, weil sie entweder zu hitzeempfindlich sind oder weil der Ertrag durch die Destillation zu gering wäre. Die ätherischen Öle dieser Pflanzen werden durch Lösungsmittelextraktion gewonnen: Dabei werden die Pflanzen mit Lösungsmitteln wie Hexan, Alkohol oder Methanol übergossen; die Trennung erfolgt durch anschließende Destillation. Die bei diesem Prozess gewonnenen Substanzen heißen Concrete oder Absolue.

Die älteste Methode zur Gewinnung ätherischer Öle ist die Enfleurage. Bei dieser aufwendigen und sehr schonenden Extraktionsmethode werden frische Blüten eine Zeit lang auf eine Fettschicht (Rindertalg oder Schweinefett) gelegt. Dann entzieht man der blütengetränkten Fettmasse mit Alkohol das ätherische Öl. Durch Abdampfen des Alkohols erhält man das kostbare Absolue.

Resinoide wie Benzoe siam sind ätherische Harze. Auch sie entstehen durch Extraktion mit Lösungsmitteln (meist Alkohol). Wird ein Resinoid zu fest, kann es in einem Wasserbad bis zu 30 °C wieder verflüssigt werden.

Wie erkennt man gutes ätherisches Öl?

Wenn Sie mit ätherischen Essenzen gute Heilwirkungen auf Körper, Geist und Seele erzielen wollen, müssen Sie Folgendes wissen:
• Achten Sie unbedingt darauf, dass es sich um 100-prozentig naturreine ätherische Öle handelt. Der Begriff »naturrein« ist rechtlich geschützt und bedeutet so viel wie »unverfälscht«.
• Synthetische Nachbildungen werden oft als sogenannte Duftöle oder Parfümöle angeboten. Ihr therapeutischer Heilwert ist jedoch gleich null.
• Häufig werden besonders kostbare ätherische Öle mit preiswerteren Substanzen verschnitten oder mit synthetischen Inhaltsstoffen angereichert. Rose wird z. B. oft mit Geranie oder Zitronellgras gestreckt, Melissenöl mit Zitronellgras verlängert. Wenn Sie Wert auf echtes Rosen- oder Melissenöl legen, achten Sie auf die Deklaration »100 %« oder »naturrein«. Für solche Kostbarkeiten müssen Sie allerdings tief in die Tasche greifen.

Haltbarkeit und Lagerung

Bewahren Sie Ihre ätherischen Öle in dunklen, fest verschlossenen Glasflaschen auf, und schützen Sie sie auch vor Temperaturschwankungen sowie längerer Hitzeeinwirkung. Optimal: kühle und dunkle Lagerung bei Temperaturen zwischen 8 und 12 °C.
Achtung: Eine milchige Trübung des ätherischen Öls ist ein Zeichen von Alterung. Verwenden Sie solche Öle auf keinen Fall mehr auf der Haut – sie können massive Reizungen hervorrufen.

Die meisten ätherischen Öle halten sich zwischen fünf und zehn Jahre, manche sogar bis zu 20 Jahre.

Sicherheitsregeln

• Ätherische Öle immer kindersicher aufbewahren!
• Aromaöle sind leicht entzündlich. Die Flaschen dürfen also nicht mit offenem Feuer in Berührung kommen.
• Nur erfahrene Aromatherapeuten sind berechtigt, die Einnahme ätherischer Öle zu verordnen.
• Ätherische Öle nicht trinken. Sie sind schleimhautreizend und können durch ihre hohe Konzen-

tration narkotisch oder organschädigend wirken.
• Ätherische Öle sollte man grundsätzlich nicht unverdünnt auf die Haut oder Schleimhaut auftragen, weil sie teilweise stark hautreizend sind. Einzige Ausnahmen: Lavendel- und Teebaumöl.

Anwendung

• Duftlampe: Zur Aromatisierung von Wohn-, Arbeits- und Geschäftsräumen werden 3 bis 15 Tropfen einer Essenz oder einer Mischung von Essenzen in der Aromalampe oder einem »Duftobjekt« verdunstet. In die Schale gibt man etwas Wasser und einige Tropfen ätherisches Öl. Lassen Sie eine Duftlampe jeweils nur ein paar Stunden brennen. Eine ständige Beduftung der Räume kann Kopfschmerzen und Übelkeit verursachen.
• Inhalation: Das Inhalieren ätherischer Öle ist ein altes Hausmittel gegen Atmungsprobleme. Bei Schock, Kreislaufversagen oder akuten Atemproblemen träufeln Sie insgesamt drei bis sechs Tropfen einer Essenz auf ein Tuch und atmen dreimal tief durch. Für ein Gesichtsdampfbad geben Sie heißes Wasser in eine Schüssel und drei bis vier Tropfen Essenz dazu. Bei stark wirksamen Ölen wie z. B. Thymian, Minze, Pfeffer oder Zimt ist ein Tropfen ausreichend. Schließen Sie nun die Augen, decken Sie ein Handtuch über den Kopf, und atmen Sie den heißen Dampf einige Minuten ein. Achtung: Nicht anwenden bei Asthma, weil der konzentrierte Dampf Erstickungsanfälle verursachen kann.
• Bäder: Bei einem aromatischen Bad gelangen die ätherischen Öle über Nase und Haut in den Körper. Lassen Sie Wasser in die Wanne laufen, bevor Sie die ätherischen Öle zugeben, damit diese nicht vorzeitig verdunsten. Für ein normales Bad genügen fünf bis zehn Tropfen ätherisches Öl.
Bei stark durchblutungsfördernden Essenzen wie Zitrusölen sind ein bis drei Tropfen ausreichend. Um Hautreizungen zu vermeiden, sollten die ätherischen Öle auch als Badeessenz immer in einer Trägerlösung verdünnt werden. Dazu lösen Sie die Essenzen in einigen Esslöffeln Sahne, einem Teelöffel Honig, einigen Esslöffeln fettem Pflanzenöl oder in neutraler Seife als Emulgator auf.
• Kompressen: Für eine Gesichtskompresse geben Sie etwa fünf Tropfen ätherisches Öl in ein Gefäß mit warmem Wasser. Tränken Sie ein sauberes Tuch mit dem aromatisierten Wasser, wringen Sie es aus, und legen Sie es auf das Gesicht. Besonders geeignet für Gesichtskompressen sind ent-

Die aromatische Welt der Düfte

spannende Essenzen wie Geranie, Neroli, Rose oder Lavendel. Verwenden Sie keine hautreizenden Öle.
• Massage: Hierbei gelangen die Essenzen über die Poren der Haut ins Gewebe, in das Lymphsystem, den Blutkreislauf und die Organe. Innerhalb von 60 bis 120 Minuten werden die Substanzen von der Haut aufgenommen. Für ein Körper- und Massageöl verwenden Sie 100 Milliliter kaltgepresstes Pflanzenöl und etwa 15 bis 20 Tropfen ätherisches Öl.
• Küche: Vor allem die ätherischen Gewürzöle eignen sich zur Aromatisierung von Speisen und Getränken. Geben Sie acht bis zehn Tropfen ätherisches Öl auf 100 Milliliter Basisöl (z. B. Sonnenblumenöl).

Die wichtigsten Trägeröle

Trägeröle sind in der Aromatherapie fast ebenso wichtig wie die ätherischen Öle.
Da man ätherische Substanzen nie pur auf die Haut auftragen darf, benötigt man Trägeröle als Basis, um aromatische Haut-, Haar- und Badeöle selbst herzustellen und zu mischen. Träger- oder Basisöle haben auch eigene Heileigenschaften, die sich mit denen der ätherischen Öle ergänzen können. Wenn Sie Ihrer Haut etwas Gutes tun wollen, sollten Sie hierbei besonders darauf achten, dass Sie ausschließlich naturreine Pflanzenöle kaufen.
Die wichtigsten Trägeröle sind Jojobaöl, Avocadoöl, Mandelöl, Macadamianussöl, Weizenkeimöl, Sesamöl, Hagebuttenkernöl, Hanföl, Olivenöl, Johanniskrautöl (Rotöl), Haselnussöl und Aloe-vera-Öl.

Gefahren der Aromatherapie

Ätherische Öle sind hoch konzentrierte und hochwirksame Substanzen, die einige Risiken und Nebenwirkungen haben. Deswegen sollten Sie diesen Abschnitt aufmerksam lesen. Allergiegefahr: Alle Zitrusöle, Lorbeer, Zimtrinde und Cassia können Allergien fördern. Hochallergische Menschen sollten diese Essenzen meiden (auch in der Duftlampe). Vorsicht bei Neigung zu Epilepsie! Folgende Essenzen können einen epileptischen Anfall hervorrufen und dürfen von Epileptikern nicht verwendet werden: Basilikum, Fenchel, Kampfer, Krauseminze, Salbei, Thuja, Ysop, Wermut, Zeder und Zypresse. Vorsicht auch bei Bluthochdruck! Diese Essenzen haben blutdrucksteigernde Wirkung: Rosmarin, Ysop, Salbei und Thuja. Bei hohem Blutdruck ganz meiden oder höchstens drei Tropfen im Bad und zehn Tropfen in 100 Milliliter Körperöl verwenden. Achtung bei homöopathi-

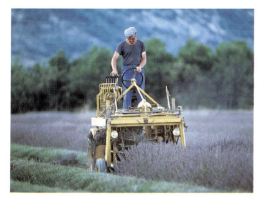

Lavendel zeichnet sich durch seine Vielfalt aus: Er wirkt krampflösend, entzündungshemmend, regenerierend und durchblutungsfördernd.

scher Behandlung: Ätherische Öle können die Wirkung homöopathischer Medikamente beeinträchtigen oder aufheben. Dies gilt vor allem für Kampfer, Pfefferminze, Thymian und Kamille.

Weniger ist besser für Kinder

Kinder sollten grundsätzlich mit wesentlich geringeren Dosierungen behandelt werden. Geeignet sind hautfreundliche, beruhigende und duftende Essenzen wie Rose, Römische Kamille oder Lavendel in Hautöl oder als Badezusatz.

Die Dosierung richtet sich nach der Intensität des ätherischen Öls und dem Alter des Kindes. Toxische Wirkung ätherischer Öle: Manche ätherischen Öle können zu Organschäden bei Einnahme führen, z. B. Anis, Basilikum, Bohnenkraut, Fenchel, Kampfer, Muskat, Gewürznelke, Oregano, Petersilie, Salbei, Thymian, Ysop, Zimt, Pfeffer.

Die äußerliche Anwendung der folgenden ätherischen Öle kann selbst bei geringer Dosierung zu starken Hautreizungen führen: Bohnenkraut, Gewürznelke, Kümmel, Oregano, Zimtrinde, Zimtblätter, Cassia, Thymian. Diese Essenzen im Badewasser und in Massageölen am besten ganz meiden. Folgende ätherische Öle können eine Über-empfindlichkeit der Haut gegenüber ultravioletten Strahlen verur-sachen: Angelikawurzel, Eisenkraut, Johanniskraut, Karottensamen, Kreuzkümmel, Opoponax, Verbena, Petitgrain und alle Zitrusöle wie Bergamotte, Bitterorange, Blutorange, Orange, Zitrone, Limone, Mandarine und Limette gepresst.

Agarholz

Aquilaria agallocha – zum Entspannen und Meditieren

**Element: Erde
Wurzel- und Kronenchakra**

Pflanze und Wirkung

Agarholz wächst in Indien, Burma, Laos, Kambodscha und Vietnam. Es wird in der Sufiheilkunst und in der tibetanischen Medizin verwandt. Das ätherische Öl gewinnt man aus einer pilzbefallenen Art des Agarholzes.
Seine Ausstrahlung ist magisch-mystisch. Es wirkt auf alle Organe, besonders auf das Herz, ausgleichend und beruhigt das Nervensystem. Es kann festgefahrene Prozesse wieder in Gang bringen und lädt ein, den Blick nach innen zu richten. Agarholzöl ist eine gute Hilfe bei Entspannungsübungen, Phantasiereisen und Meditationen.

Hinweis

In der Aromatherapie wird Agarholz vorwiegend als Raumduft eingesetzt. Es ist dem Nardenöl sehr ähnlich.

Duftkombination

Agarholz passt gut zu Sandelholz, Zedern- und Linaloeholz, außerdem zu Ysop, Geranie, Rose und Muskatnuss.

Angelikawurzel

Angelica archangelica – die Pflanze der Standfestigkeit

**Element: Erde
Wurzelchakra
Farbe: grünbraun**

Pflanze und Wirkung

Die umfassende Heilkraft dieser mächtigen, kraftstrotzenden Pflanze wurde uns angeblich von einem Engel geschenkt.
Schon im Mittelalter kannte man ihre abwehrstärkende Energie und schützte sich damit vor der Pest. Das ätherische Öl der Pflanze durchwärmt den ganzen Körper und schützt in Grippezeiten vor Ansteckung. Auf seelischer Ebene baut die Essenz der Angelikawurzel auf, macht Mut und stärkt bei psychischer Instabilität. Die stark erdige Energie der Pflanze bringt Menschen, die gern Luftschlösser bauen, auf den Boden zurück.

Duftkombination

Angelikawurzel mischt sich gut mit Zitrusdüften wie Lemongras, Limette und Grapefruit, aber auch mit Bergamotte, Muskatellersalbei, Meer- und Zirbelkiefer sowie mit Wacholderbeere.

Agarholz-/Angelikawurzelöl

Anwendungen von Agarholzöl

Duftlampe
Eine sehr gute Mischung für meditative Übungen: Geben Sie 4 Tropfen Agarholz, 3 Tropfen Elemi und 3 Tropfen Ysop in die Duftlampe. Stellen Sie das Telefon ab, und legen Sie sich ins Bett. Lassen Sie Ihren Atem ruhig bis in den Bauch fließen, und entspannen Sie nach und nach alle Muskeln. Wenn Sie völlig entspannt sind, können Sie in Ihrer Phantasie eine Reise machen. Eine andere Möglichkeit: Legen Sie je eine Hand auf das Wurzel- und das Kronenchakra, und verbinden Sie damit das untere mit dem oberen Energiezentrum. Diese Übung stärkt Ihre Mitte.

VORSICHT
Auf die Haut aufgetragen, erhöht das ätherische Öl die Lichtempfindlichkeit. Man bekommt also schneller einen Sonnenbrand.

Anwendungen von Angelikawurzelöl

Duftlampe
Bei Nervosität, Angst, Unentschlossenheit und als Schutz bei Erkältungsgefahr: 4 Tropfen Angelikawurzel und 4 Tropfen Bergamotte.

Riechöl
Wenn Sie sich schwach fühlen und etwas Aufbauendes brauchen: 2 Tropfen der Essenz auf beiden Handflächen verreiben und vor die Nase halten.

Inhalation
Gegen Erkältungen: Gehen Sie zum Inhalieren 3 Tropfen Angelikawurzel mit 2 Tropfen Cajeput in eine Schüssel mit heißem Wasser.

VORSICHT
Auf die Haut aufgetragen, erhöht das ätherische Öl die Lichtempfindlichkeit.

Anis

Pimpinella anisum – das Gewürz, das die Verdauung stärkt

Element: Wasser
Kehlchakra

Pflanze und Wirkung

Anis ist ein beliebtes Küchengewürz, das Backwaren verdaulicher macht. In vielen Ländern schätzt man ihn auch als würzigen Bestandteil von Aperitifs – z.B. im Pernod oder im Ouzo. Auch in Mundwässern und in Parfüms wird die Anisnote gern verwandt. Die Heilkunde benutzt Anis häufig zusammen mit dem in der Wirkung ähnlichen Fenchelöl. Beide Aromen stärken die Verdauungsorgane und die Magenfunktion. Anis wirkt stärker gegen Blähungen als Fenchel. Man benutzt ihn auch gegen Koliken, Erbrechen und Husten. Seelisch soll er gegen Alpträume helfen. Benutzen Sie Anis aber sehr maßvoll, denn er hat eine narkotisierende Wirkung, was den Blutkreislauf verlangsamen kann.

Duftkombination

Mischen Sie Anis mit Zimt, Neroli, Melisse, Kamille und Koriander.

Basilikum

Ocimum basilicum – der Balsam für Hirn, Nerven und Gemüt

Element: Feuer
Farbe: grün

Pflanze und Wirkung

Fast jeder kennt das Basilikum aus der italienischen Küche, doch die Wirkung dieses Küchenkrauts auf Körper und Seele ist kaum bekannt. Basilikum wird auch in der indischen Ayurvedamedizin verwandt. Es entspannt bei Magen- und Menstruationskrämpfen und reinigt bei Darminfektionen. Besonders gelobt wird Basilikum aber als Entspannungsmittel für Nerven, Gehirn und Gemüt. Es wirkt nicht nur bei nervöser Erschöpfung, sondern »klärt« auch den Kopf bei Angst, Traurigkeit und Depression. Da es keimtötend und schleimlösend ist, kann es bei Krankheiten der Atemwege eingesetzt werden.

Hinweis

Wenn Sie Basilikum im Topf ziehen, schneiden Sie immer nur die Triebspitzen ab, dann wächst es schön buschig nach.

Duftkombination

Basilikum mischt sich gut mit Bergamotte, Geranie, Melisse, Wacholder und Zypresse.

Anis-/Basilikumöl

Anwendungen von Anisöl

Duftlampe
Eine sehr gute Mischung für meditative Übungen: Geben Sie 4 Tropfen Agarholz, 3 Tropfen Elemi und 3 Tropfen Ysop in die Duftlampe. Schaffen Sie um sich herum eine absolut störungsfreie Atmosphäre, und legen Sie sich ins Bett. Lassen Sie Ihren Atem ruhig bis in den Bauch fließen, und entspannen Sie nach und nach alle Muskeln. Wenn Sie völlig entspannt sind, können Sie in Ihrer Phantasie eine Reise machen.

VORSICHT
Achten Sie bei Anwendungen mit Anisöl genau auf die Dosierung, sonst kann es rauschähnlich wirken. Wenden Sie es nur hin und wieder an. Schwangere und Kinder sollten Anisöl gar nicht benutzen.

Anwendungen von Basilikumöl

Duftlampe
Wenn Sie sehr konzentriert arbeiten müssen: 4 Tropfen Basilikum, 2 Tropfen Rosmarin und 3 Tropfen Grapefruit motivieren den Geist.

Aromaküche
So bereiten Sie sich ein Würzöl zu, mit dem Sie Suppen, Saucen und Salate verfeinern können: 5 Tropfen Basilikum in 50 Milliliter Olivenöl mischen und 2 bis 4 Wochen ruhen lassen. Für ein Dressing mischen Sie 2 Tropfen Basilikum mit 2 bis 3 Esslöffeln Salatöl.

Aromabad
Gegen geistige Erschöpfung: 6 Tropfen Basilikum und 4 Tropfen Wacholder in 4 Esslöffeln Olivenöl lösen und in die Wanne geben.

VORSICHT
Nicht bei Schwangerschaft verwenden.

Bay

Pimenta racemosa – die Blätter für Haar und Kopfhaut

Element: Luft

Pflanze und Wirkung

Bayöl wird aus den Blättern des Baybaums gewonnen, der auf den Westindischen Inseln und in Venezuela wächst. Aromatherapeuten arbeiten damit eher selten. Dafür ist die Essenz bis heute ein sehr beliebter Zusatz in vielen Haar- und Nagelpflegemitteln wie Haarshampoos, Haarwässern und Kuren für Haare und Nägel. Der Grund dafür ist die stark durchblutungsfördernde Wirkung der Essenz auf die Kopfhaut, was die Haare gleichzeitig pflegt und auch das Wachstum fördert.

Auch gegen Haarausfall, Kopfjucken und Schuppen setzt man es ein. Da die Wärme des Baydufts auch sehr stark beruhigt, kann man das Öl außerdem gut gegen Unruhe einsetzen. Weitere Anwendungsgebiete sind Erkältungen und grippale Infekte.

Duftkombination

Die Wärme dieses Dufts lässt sich gut verstärken durch Mischen mit Benzoe, Sandelholz, Zedernholz, Zimt oder Orange.

Benzoe siam

Styrax benzoin – der Duft des inneren Friedens

Element: Feuer
Farbe: rotbraun

Pflanze und Wirkung

Benzoe ist ein Harz, das aus den in Vietnam, Laos und Indonesien wachsenden Styraxbäumen gewonnen wird. Es war bei den alten Ägyptern ein beliebtes Mittel zum Ausräuchern und Desinfizieren von Räumen. Bei uns wird Benzoe siam vor allem bei Erkältungen mit Husten oder Halsweh empfohlen. Im seelischen Bereich vermittelt der weiche Duft dieses dickflüssigen Öls ein Gefühl von Wärme und Geborgenheit. Es stimmt friedlich und hilft vor allem den Menschen, die nervös, depressiv und reizbar sind.

Hinweis

Benzoe ist ein dickflüssiges, sirupartiges Resinoid, das leicht fest werden kann. In diesem Fall sollten Sie es in einem 30 °C warmen Wasserbad verflüssigen.

Duftkombination

Benzoe verträgt sich mit allen Duftrichtungen, besonders mit Rose, Geranie und Sandelholz.

Bay-/Benzoe-siam-Öl

Anwendungen von Bayöl

Duftlampe
Eine bewährte Mischung gegen Erkältungen:
Je 5 Tropfen Bay und Zitronen in die Aromaschale geben.

Haarpflege
Bayöl lässt das Haar glänzen und regt den Haarwuchs an. Ein Shampoo: 2 Tropfen Bay auf 10 Milliliter neutrale Waschlotion geben. Für ein Haaröl, mit dem Sie die Kopfhaut massieren: 15 Tropfen Bay mit 50 Milliliter Sesamöl mischen. Vor dem Haarewaschen einmassieren, unter Wärme einwirken lassen, dann auswaschen.

VORSICHT
Bayöl reizt die Schleimhäute und ist auf keinen Fall zur Einnahme geeignet. Schwangere müssen das ätherische Öl ganz meiden.

Anwendungen von Benzoe-siam-Öl

Duftlampe
Für sinnliche Stunden: 5 Tropfen Benzoe siam, 5 Tropfen Rosengeranie.
Gegen Depressionen: 2 Tropfen Lavendel, 3 Tropfen Grapefruit, 3 Tropfen Benzoe siam.

Parfüm
Benzoe ist ein natürliches Fixativ, das sich sehr gut zur Anwendung in Parfüms eignet. Ein Duft für Männer und Frauen: 3 Tropfen Benzoe siam, 2 Tropfen Vetiver, 3 Tropfen Rose, 2 Tropfen Grapefruit mit 10 Milliliter Jojobaöl mischen.

Massageöl
Für eine entspannende Massage mischen Sie 2 Tropfen Benzoe siam, 3 Tropfen Sandelholz, 3 Tropfen Rosengeranie und 1 Tropfen Ylang-Ylang mit 50 Milliliter Mandelöl.

Bergamotte

Citrus bergamia – die Frucht, die frisch und munter macht

Element: Luft mit etwas Feuer
Kehlchakra
Farbe: gelbgrün, orange

Pflanze und Wirkung

Die nicht essbare Bergamottfrucht ist eine Kreuzung zwischen Bitterorange und Zitrone, aus deren Schalen das ätherische Öl gepresst wird. Viele Menschen kennen den erfrischenden Duft aus Toilettenwässern und als Aroma im Earl-Grey-Tee. In der Aromatherapie schätzt man die Bergamotte vor allem wegen ihrer erheiternden, aufmunternden Energie, die als echter Stimmungsaufheller bei Angst und (Winter-)Depression gilt. Körperlich wirkt das Öl entkrampfend und wegen seiner keimtötenden Eigenschaft desinfizierend. Man benutzt es bei Entzündungen in Mund, Hals, Blase und Scheide sowie als fiebersenkendes Mittel. Auch bei Fieber, Appetitmangel, Blähungen und Darmkoliken wird es eingesetzt.

Duftkombination

Mit Rosmarin, Lemongras oder Verbena wirkt Bergamotte erfrischend, mit Ylang-Ylang und Jasmin sinnlich, mit Zirbelkiefer und Wacholder medizinisch.

Bitterorange

Citrus aurantium – die Mutter der Orangen

Element: Wasser und Luft
Farbe: Orange

Pflanze und Wirkung

Die Bitterorange, auch Pomeranze genannt, gilt als die Urform der Orangen. Aus ihr entstanden durch Veredelung die viel bekannteren Süß- und Blutorangen. Das Bitterorangenöl entsteht durch Kaltpressung der Fruchtschalen. Die Wirkung des ätherischen Öls ähnelt der von Süß- und Blutorangen. Alle Sorten stärken das Herz und das Gemüt, vertreiben dunkle Gedanken und öffnen für die lichtvollen Seiten des Lebens. Körperlich beruhigt das Öl der Bitterorange Herz und Kreislauf und hilft gegen Durchfall und Schlafstörungen. In Massageölen soll es gegen Orangenhaut wirken.

Duftkombination

Die Bitterorange verträgt sich mit Gewürzdüften wie Koriander, Zimt und Nelke oder mit blumigen Noten wie Neroli sowie Ylang-Ylang. Kinder mögen eine Beimischung von Honig oder Zimt.

Anwendungen von Bergamottöl

Duftlampe
Zur Reinigung stark verraucher Räume: 5 Tropfen Bergamotte, 4 Tropfen Myrte, 4 Tropfen Lemongras. Bei Angst und Depression: Je 5 Tropfen Bergamotte und Lavendel und 3 Tropfen Neroli.

Gurgelwasser
Bei Infektionen im Mund- und Rachenraum: 2 Tropfen Teebaum, 2 Tropfen Bergamotte in 100 Milliliter warmem Wasser verrühren.

Bade- und Massageöl
4 Tropfen Bergamotte, 2 Tropfen Bay, 1 Tropfen Ylang-Ylang, 3 Tropfen Rose. Mischen Sie dies mit 50 Milliliter Jojobaöl, und geben Sie es als Badezusatz in die Wanne – quasi als Hautöl.

VORSICHT
Nach Auftragen eines bergamotthaltigen Hautöls kein Sonnenbad nehmen.

Anwendungen von Bitterorangenöl

Duftlampe
Bei Nervosität und Stress empfiehlt sich folgende Mischung: 4 Tropfen Bitterorange, 3 Tropfen Nelke und 2 Tropfen Palmarosa. Gegen Angst, Kummer und bei zu viel »Kopflastigkeit« gibt es ein Rezept aus 5 Tropfen Bitterorange, 3 Tropfen Neroli und 3 Tropfen Geranie.

Massageöl
Ein Öl gegen Zellulite: 10 Tropfen Bitterorange, 3 Tropfen Zypresse, 3 Tropfen Wacholder und 2 Tropfen Jasmin in 50 Milliliter Jojobaöl verschütteln. In kreisenden Bewegungen einmassieren. Auf die Haut aufgetragen, erhöht das ätherische Öl die Lichtempfindlichkeit. Man bekommt also schneller einen Sonnenbrand.

Blutorange

Citrus aurantium – die fruchtige Tochter der Pomeranze

Element: Wasser und Luft
Farbe: rot

Pflanze und Wirkung

Die Blutorange hat die gleichen Eigenschaften und Wirkungsweisen wie die Süßorange. Auch das ätherische Öl der Blutorange wird durch Kaltpressung aus der Schale der Frucht gewonnen. Auf das Gemüt hat es zwei entgegengesetzte Wirkungen: Es kann zugleich beruhigen und beleben. In der Duftlampe harmonisiert es bei seelischen Schwankungen. Körperlich benutzt man das Öl der Blutorange zum Gurgeln, z. B. bei Zahnfleischentzündungen.

Hinweis

Das ätherische Öl der Blutorange ist ein typischer Duft für Menschen mit Sternzeichen Löwe, die im Winter besonders stark unter Lichtmangel leiden.

Duftkombination

Blutorange verträgt sich gut mit Honigessenz, Jasmin, Koriander, Muskat, Neroli, Weihrauch, Patschuli, Petitgrain, Thymian, Vanille, Nelke und Zimt.

Bohnenkraut

Satureja hortensis – entspannt Geist und Bauchorgane

Element: Feuer
Bauchchakra
Farbe: grün

Pflanze und Wirkung

Man unterscheidet bei dieser am Mittelmeer wachsenden Aromapflanze zwischen dem Bohnenkraut und dem in der Wirkung stärkeren Bergbohnenkraut. Bohnenkrautöl verströmt einen dem Thymian oder Oregano ähnlichen, frischen, kräftigen Kräuterduft, der in angespannten Situationen wieder locker werden lässt. Gleichzeitig weckt es die Lebensenergie. Das ätherische Öl des Bergbohnenkrauts stimuliert den Organismus, regt die Körperabwehr an und reinigt den Darm.

Achtung

Das ätherische Öl ist giftig. Es darf innerlich gar nicht und äußerlich nicht langfristig verwendet werden. Weil es leicht hautreizend wirkt, muss man stets gering dosieren.

Duftkombination

Bohnenkraut mischt sich gut mit Lavendel, Rosmarin und Thymian.

Anwendungen von Blutorangenöl

Massageöl	Tip für Anfänger: Probieren Sie die Wirkung eines Massageöls mit Blutorange pur aus. 3 Tropfen auf 1 Esslöffel Mandelöl.
Duftlampe	Bei seelischen Tiefs und Winterdepression: 5 Tropfen Blutorange, 3 Tropfen Vanille, 2 Tropfen Bergamotte.
Gurgellösung	Gegen Zahnfleischentzündungen: 1 Tropfen Blutorange, 1 Tropfen Zitrone in 1 Glas warmes Wasser und damit den Mund spülen.
Badezusatz	Ein Rezept mit stärkender und aufbauender Wirkung: 4 Tropfen Blutorange, 3 Tropfen Zypresse, 2 Tropfen Wacholder.

Anwendungen von Bohnenkrautöl

Duftlampe	Dieser frische, kräuterartige Duft verbreitet eine äußerst belebende Energie im Raum. Ein gutes Mittel bei geistiger Überarbeitung, das gleichzeitig sexuell anregend wirkt. Auch auf die Atemwege hat Bohnenkrautöl gute Effekte. Es löst den Schleim: 8 Tropfen Bohnenkraut, 5 Tropfen Lavendel.
Bauchmassage	Weil es stark auf Magen und Darm wirkt, kann man Bohnenkraut sehr gut als Mittel zur Bauchmassage verwenden. Es entkrampft und wirkt entzündungshemmend bei Darminfektionen und nervösen Magenbeschwerden. Ein Rezept: 5 Tropfen Bohnenkraut, 3 Tropfen Rosmarin auf 2 Esslöffel Jojobaöl. Mit dieser Mischung den Bauch im Uhrzeigersinn massieren.

Cajeput

Melaleuca leucadendron – die Blätter, die alle Keime bezwingen

Element: Luft
Kehlchakra

Pflanze und Wirkung

Der Cajeputbaum ist ein Verwandter des Teebaums. Er wächst in Indonesien sowie Australien und erinnert im Duft an Eukalyptus. Cajeputöl ist eines der stärksten keimtötenden Pflanzenmittel und wirkt krampflösend und schmerzstillend. Man benutzt Cajeput bei Atemwegserkrankungen und Grippe, bei Insektenstichen, Zahn- und Ohrenschmerzen sowie bei Harnwegsinfektionen, Akne, Psoriasis und in den Wechseljahren. Das ätherische Blattöl stärkt die Nerven und die Selbstheilungskräfte der Seele.

Hinweis

Cajeput stärkt nicht nur die körperlichen, sondern auch die seelischen Abwehrkräfte. Es macht innen und außen robust.

Duftkombination

Cajeput wirkt zusammen mit Zitronenöl besonders stärkend. Es verträgt sich gut mit Eukalyptus, Lavendel, Palmarosa und Tanne.

Cistrose

Cistus labdaniferus – ein Balsam für Haut und Seele

Element: Wasser
Herzchakra
Farbe: orangerot

Pflanze und Wirkung

Aus diesem in Südeuropa wachsenden Strauch mit seinen großen zartrosa Blüten werden zwei Öle gewonnen: das Cistrosenöl durch Wasserdampfdestillation aus den klebrigen Blättern und Zweigen, das Labdanumöl aus der harzigen Masse, die aus Blättern und Zweigen austritt.

Cistrosenöl war schon bei den Ägyptern für seine adstringierende und tonisierende Wirkung auf die Haut bekannt. Seine Heilkraft bei Ekzemen und Psoriasis ist sogar bewiesen. Auch bei fetter, unreiner Haut und schlecht heilenden Wunden ist es eine wertvolle Heilsubstanz. Seelisch ist Cistrosenöl eine Bereicherung und Hilfe bei Meditationen und der Verarbeitung negativer Gefühle.

Duftkombination

Cistrose lässt sich mit Zitrone, Orange, Mandarine, Neroli, Patschuli, Olibanum und Immortelle mischen.

Anwendungen von Cajeputöl

Duftlampe	Als Raumduft reinigt Cajeput die Luft und wirkt anregend, gleichzeitig stärkt es Geist, Gemüt und Abwehr: 5 Tropfen Cajeput, 5 Tropfen Zitrone.
Inhalation	Bei Erkältungen: 3 Tropfen auf 1 Liter heißes Wasser und 10 Minuten inhalieren.
Wickel	Für Brust- und Halswickel bei Erkältungen: 15 Tropfen Cajeput, 10 Tropfen Lavendel in 50 Milliliter Heilerde vermischen und auflegen.
Gegen Schmerzen	Bei Ohrenschmerzen: 3 Tropfen Cajeput, 1 Tropfen Lavendel in 10 Milliliter Sesamöl verschütteln und davon einige Tropfen auf einem Wattebausch über Nacht ins Ohr geben.

Anwendungen von Cistrosenöl

Duftlampe	Je geringer die Dosierung, desto intensiver kommt die blumige Note. Mischung für Meditationen oder körpertherapeutische Arbeit: 3 Tropfen Cistrose pur. Für eine beschwingte Atmosphäre: 2 Tropfen Cistrose, 2 Tropfen Tuberose, 4 Tropfen Mandarine.
Umschläge	Für schlecht heilende Wunden: 3 Tropfen Cistrose in 10 Milliliter Propolistinktur auflösen.
Hautöl	Bei Ekzemen und Schuppenflechte: 20 Tropfen Cistrose in 50 Milliliter Hanföl auflösen und auf die kranke Haut auftragen.
VORSICHT	In der Schwangerschaft sollten Sie Cistrosenöl nicht benutzen.

Clementine

Citrus reticulata/clementinus – der Lieblingsduft der Kinder

Element: Luft, Wasser
Farbe: orange

Pflanze und Wirkung

Der Clementinenbaum gehört zur Familie der Zitrusfrüchte und wächst in Südeuropa und Nordafrika. Die Essenz, wie alle Zitrusfrüchte aus der Schale gewonnen, wird gern zur Aromatisierung von Süßspeisen und Likören benutzt. Der Duft des ätherischen Öls verbreitet eine freundliche, fröhliche Atmosphäre und ist deshalb das Lieblingsaroma vieler Kinder. Man kann es in der Duftlampe zum besseren Einschlafen benutzen. Der wärmende, blumige Duft der Clementine zaubert eine wohlige Atmosphäre.

Achtung

In hoher Dosierung kann Hautöl, das Clementinenöl enthält, die Haut reizen.

Duftkombination

Zum Mischen mit Clementinenöl sind alle Zitrusöle geeignet – z. B. Bergamotte, Orange, Neroli oder Zitrone. Eine angenehm wärmende, winterliche Kombination ist Clementine mit Honigessenz, Vanille und Zimt.

Davana

Artemisia pallens – das Kraut für schwache Nerven

Element: Wasser
Farbe: orangerot

Pflanze und Wirkung

Dieses ätherische Öl wird durch Wasserdampfdestillation aus einem nur in Südindien wachsenden Kraut gewonnen. Es gehört zur Familie der Korbblütler und wächst wild, wird aber auch angebaut. Insgesamt wirkt das ätherische Öl von Davana entspannend, beruhigend und innerlich erwärmend. Es ist ein Kraut für Menschen mit schwachen Nerven, das Stress und Anspannung auflöst und in Zeiten seelischer Schwäche stützt und aufbaut. Auch körperlich entspannt Davanaöl – vor allem bei krampfartigen Menstruationsschmerzen.

Duftkombination

Danavaöl hat einen sehr intensiven, frischen Duft, den man gut mit erfrischenden Noten mischen kann – z. B. mit Zitrusdüften wie Bergamotte oder Zitrone. Es ist auch eine sinnlich-warme Komponente in Parfüms.

Anwendungen von Clementinenöl

Duftlampe
Eine Gute-Laune-Mischung für Kinderfeste und andere heitere Stunden: 4 Tropfen Clementine zusammen mit 3 Tropfen Honigessenz in die Duftschale geben.
Eine sinnliche Raummischung: 4 Tropfen Clementine, 3 Tropfen Vanille, 2 Tropfen Zimt.

Badezusatz
Feierabend-Badeöl zum Wohlfühlen nach einem grauen Tag: 5 Tropfen Clementinen, 3 Tropfen Geranie mit ½ Becher Sahne oder anschließend 1 Esslöffel Honig vermischen und in die Wanne schütten.

VORSICHT
In hoher Konzentration können Zitrusöle die Haut stark reizen. Darüber hinaus ist eine Überempfindlichkeit gegen ultraviolette Strahlen möglich.

Anwendungen von Davanaöl

Duftlampe
4 Tropfen Davana, 2 Tropfen Bay und 3 Tropfen Bergamotte ergeben eine ebenso wohlduftende wie wohltuende Raumatmosphäre, die Körper, Geist und Seele entspannt.

Fußbad
Wegen seiner durchblutungssteigernden Wirkung mischt man Davana gern Fußbädern bei: 3 Tropfen Davana mit 1 Esslöffel Mandelöl mischen und in eine Fußwanne mit lauwarmem Wasser geben. Nach einigen Minuten etwas wärmeres Wasser zugeben und dies wiederholen, bis eine Temperatur von 37 °C erreicht ist.
Dieses ansteigende Fußbad hilft bei Menstruationsschmerzen und kalten Füßen.

Dill

Anethum graveolens – ein Helfer für Verdauung und Nerven

Element: Luft

Pflanze und Wirkung

Wir kennen Dill meist nur als Küchengewürz für Fischgerichte. In der Antike war das Kraut jedoch eine geschätzte Heilpflanze zur Stärkung der Verdauung und der Nerven. Römische Gladiatoren sollen sich damit vor ihren Kämpfen eingerieben haben.

Ätherisches Dillöl wirkt krampfstillend, blähungswidrig und erwärmend. Es wird bei Bauchweh und schmerzhaften Blähungen eingesetzt, ebenso bei nervösem Erbrechen, Schluckauf und zähem Schleim in den Bronchien. Von der zugleich stärkenden und beruhigenden Wirkung auf die Nerven profitieren auch zappelige, hypermotorische Kinder.

Hinweis

Während die Naturheilkunde die Dillpflanze als Heil- und Gewürzpflanze sehr schätzt, spielt ätherisches Dillöl eine eher untergeordnete Rolle.

Duftkombination

Dillöl passt zu Römischer Kamille.

Douglasia

Pseudotsuga douglasii – der edelste Duft für die Atemwege

Element: Luft, Wasser
Herzchakra
Farbe: grün

Pflanze und Wirkung

Die Douglasia ist ein Nadelbaum in den nördlichen US-Staaten und in Kanada. Das ätherische Öl dieser Tanne gewinnt man durch Wasserdampfdestillation der Nadeln tragenden Zweige.

Durch seine antiseptische Eigenschaft kann es sehr gut die Raumluft erfrischen und reinigen. Gleichzeitig wirkt es ausgesprochen wohltuend auf die Atemwege und regt zu tiefem Durchatmen an. Der Duft eignet sich für herbere Parfüms und Rasierwässer.

Achtung

Der Duft der Douglasie gehört zu den edelsten Saunadüften. Wie alle anderen ätherischen Öle darf es aber nie direkt auf die heißen Steine tropfen. Es ist sehr leicht entzündlich.

Duftkombination

Gut mischbar mit Zitrusdüften, Eichenmoos, Verbena, Lavendel, Lisea cubeba, Myrte und Zeder.

Anwendungen von Dillöl

Duftlampe
Wenn Ihr Kleinkind eine hypermotorische Neigung hat, ständig herumzappelt und sich nicht auf eine Sache konzentrieren kann, hilft folgende nervenberuhigende Mischung: 5 Tropfen Dill, 5 Tropfen Römische Kamille.

Würzöl
Wenn Sie sparsam damit umgehen, können Sie ätherisches Dillöl auch zum Würzen Ihrer Speisen einsetzen. Da muss es allerdings aus kontrolliert biologischem Anbau sein. Rezept für ein Würzöl: 6 Tropfen Dill auf 100 Milliliter Speiseöl (etwa 10 Esslöffel) geben und diese Mischung einige Tage in einer Flasche ziehen lassen. Für Salatdressings und Saucen ist Dillöl ebenso geeignet wie für Fischgerichte.

Anwendungen von Douglasiaöl

Duftlampe
Mit dem Öl der Douglasia kann man sehr gut frischen Wind in einen Raum mit verbrauchter Luft zaubern. Lüften Sie 10 Minuten, dann geben Sie 5 Tropfen Douglasia, 2 Tropfen Lavendel und 2 Tropfen Grapefruit in die Aromaschale.

Sauna
Ein befreiender Duft für die Atemwege: 3 Tropfen Douglasia in die mit Wasser gefüllte Kelle pro Aufguss. Eine andere Möglichkeit: 2 Tropfen Douglasia und 2 Tropfen Eukalyptus.

Parfüm
Ein »Herbstduft«: 2 Tropfen Douglasia, 1 Tropfen Eichenmoos, 2 Tropfen Zedernholz, 4 Tropfen Myrte, 1 Tropfen Patschuli, 2 Tropfen Bergamotte in 10 Milliliter Jojobaöl oder Alkohol.

Eichenmoos

Evernia prunastri – die Flechte, die Wohlgeruch verströmt

Element: Erde
Wurzelchakra
Farbe: schwarz

Pflanze und Wirkung

Eichenmoos ist eine moosartige Strauchflechte, die auf bestimmten Eichen in Frankreich, Marokko und Jugoslawien wächst. Das ätherische Öl ist ein sogenanntes Absolue von zäher, klebriger Konsistenz, das nur in Weingeist gelöst gebrauchsfähig wird. Gefragt ist Eichenmoosöl vor allem wegen seines unnachahmlichen und vielschichtigen Dufts, der von waldig-moosig über erdig, rauchig bis hin zu teerigen Noten reicht. In der Parfümerie schätzt man Eichenmoosabsolue besonders als Zutat in extravaganten Herrenwässern. Als Raumduft und als Bestandteil von Massageölen wirkt Eichenmoos entspannend und leicht aphrodisierend.

Duftkombination

Das Eichenmoos entwickelt seine aphrodisierende Eigenschaft besonders gut, wenn Sie es mit dem Duft der Zeder mischen. Darüber hinaus verbindet sich das Aroma des Eichenmooses auch gut mit dem der Douglasia.

Elemi

Canarium luzonikum – der Duft, der Licht ins Gemüt bringt

Element: Erde
Farbe: rotbraun

Pflanze und Wirkung

Elemi ist der Harzsaft aus der Rinde eines Baumes, der auf den Philippinen und in anderen Gegenden Südostasiens wächst. Elemi dient in vielen Parfüms als Basisnote. Der Duft des ätherischen Öls ist erdig, würzig und hat eine helle, zitronige Note, die etwas Feierliches und Lichtbringendes verströmt. Aus diesem Grund benutzt man den Duft gern bei seelischer Instabilität und Neigung zu Depressionen. Auf körperlicher Ebene setzt man Elemi vor allem in der Wundbehandlung, bei Abszessen und zur Vorbeugung von Narbenbildung ein.

Hinweis

Elemi zählt zu den Exoten unter den Aromaölen. Es ist nicht überall erhältlich.

Duftkombination

Mischen Sie Elemi mit Wurzel- und Holzölen und mit Verbena.

Anwendungen von Eichenmoosöl

Duftlampe
Um herauszufinden, ob Sie diesen ungewöhnlichen Duft mögen, sollten Sie ihn zunächst pur ausprobieren. Achtung: Eichenmoos riecht sehr intensiv – dosieren Sie also sparsam. 3 Tropfen reichen aus für die Aromalampe.

Massageöl
Ein sehr außergewöhnlicher Duft, der entspannt und sinnlich macht: 3 Tropfen Eichenmoos, 5 Tropfen Zeder auf 20 Milliliter Mandelöl. Massieren Sie mit langen, streichenden Bewegungen, damit das Aroma sich voll entfalten kann.

VORSICHT
Eichenmoos sollte wie alle Absolues nicht über den Magen eingenommen werden, weil es beim Gewinnungsverfahren mit Lösungsmitteln in Berührung gekommen ist.

Anwendungen von Elemiöl

Duftlampe
Elemi ist ein Aroma zur inneren Sammlung. Es hilft, sich vom Alltag zu distanzieren. Man kann die mystische Energie dieser Substanz sehr gut für Meditationen und Trancereisen nutzen. Für solche Zwecke mischen Sie am besten 5 Tropfen Elemi mit 2 Tropfen Olibanum.

Auflagen
Zur Behandlung und Nachbehandlung von Wunden: Bereiten Sie eine Mischung zu aus 50 Milliliter Hagebuttenkernöl, 5 Tropfen Elemi, 5 Tropfen Narde, 3 Tropfen Neroli und 6 Tropfen Geranie. Bei geschlossenen Wunden das Öl sehr sanft einmassieren, bei offenen Wunden eine damit getränkte Kompresse auflegen.

Estragon

Artemisia dracunculus – das stärkende Gewürzkraut

Element: Feuer
Solarplexus
Farbe: grün

Pflanze und Wirkung

Dieses aromatische Würzkraut wird in der französischen und spanischen Küche sehr gern verwendet. Es wirkt seelisch und körperlich aufbauend. Als Gewürz stärkt Estragon vor allem den Magen, fördert die Verdauung und regt den Appetit an. Er verhindert Blähungen und Koliken aufgrund seiner krampflösenden Eigenschaft.
Auf den Menstruationszyklus wirkt es zudem regulierend. Auch bei geistigen, mentalen und vegetativen Schwächezuständen baut Estragon auf. Bei Rheuma verwendet man die Essenz wegen ihrer durchblutungsfördernden, wärmenden Wirkung zum Einreiben.

Duftkombination

Estragon verträgt sich mit anderen Gewürzaromen, beispielsweise mit Oregano und Thymian oder einfach mit Olivenöl.

Eukalyptus

Eucalyptus globulus/citriodora/radiata – der Duft zum Aufatmen

Element: Luft, Feuer
Stirnchakra

Pflanze und Wirkung

Eukalyptusöl wird inzwischen sogar von zahlreichen Schulmedizinern als äußerst wirksames Naturheilmittel bei Atemwegserkrankungen anerkannt. Von den weltweit 600 Arten wachsen 50 allein im Mittelmeerraum. Gerühmt wird vor allem die besonders starke antiseptische Wirkung von Eukalyptusöl, das deswegen auch bei der Luftdesinfektion von Krankenzimmern und als Schutz vor Ansteckung in Grippezeiten eine große Rolle spielt. Äußerlich wird es zur Wundbehandlung, bei Verbrennungen und Insektenbissen eingesetzt. Weitere Effekte dieses Aromas: Es fördert die Sauerstoffversorgung der Zellen, muntert auf bei Lethargie, erfrischt den Geist und fördert die Konzentrationsfähigkeit.

Duftkombination

Eukalyptus verträgt sich mit Cajeput, Niaouli, Myrte und Nadelölen, außerdem mit Lemongras, Litsea cubeba, Thymian, Ysop und Zitrone.

Anwendungen von Estragonöl

Aromabad
Wenn Sie müde und erschöpft sind oder bei Magen-Darm-Problemen gibt ein Estragonbad einen aufbauenden Schub: 4 Tropfen Estragon zusammen mit ½ Becher Sahne.

Würzöl
Mischen Sie 10 Tropfen Estragon mit 100 Milliliter pflanzlichem Speiseöl, und lassen Sie dies einige Tage ziehen. Dieses kräftig schmeckende Würzöl bereichert Salatsaucen und Fischgerichte, kann aber auch Senf und Kräuteressig aromatisieren.

VORSICHT
Schwangere dürfen ätherisches Estragonöl nicht benutzen. Es kann in hoher Dosierung oder bei längerem Gebrauch giftig wirken.

Anwendungen von Eukalyptusöl

Duftlampe
Ein sehr wirksamer Raumduft bei Erkältungen: 8 Tropfen Eucalyptus globulus. Zur Unterstützung bei geistiger Arbeit: 5 Tropfen Eucalyptus globulus, 5 Tropfen Grapefruit.

Inhalation
4 Tropfen Eucalyptus radiata, 2 Tropfen Thymian auf einen Topf mit 2 Liter heißem Wasser.

Sauna
Pro Kelle und Aufguss: 2 bis 4 Tropfen Eucalyptus globulus pur oder 2 Tropfen Eucalyptus und 1 bis 2 Tropfen einer passenden Duftkombination.

VORSICHT
Bei Kleinkindern und Asthmatikern kann Eukalyptusöl zum Atemstillstand führen. Hohe Dosierungen lösen unter Umständen Kopfschmerzen, Benommenheit und allergische Reaktionen aus.

Fenchel

Foeniculum vulgare/var. dulce – ein Freund der Verdauung

Element: Wasser
Kehlchakra
Farbe: gelbgrün

Pflanze und Wirkung

Die Heilkraft der Fenchelstaude war schon bei den alten Römern bekannt. Sie konzentriert sich vor allem auf die Verdauungsorgane, wirkt krampflösend, blähungswidrig, magenstärkend und entgiftend, z. B. nach einer durchzechten Nacht. Fenchel hilft auch bei Bronchitis, denn er löst die Krampfzustände beim Keuchhusten und stärkt die Abwehrkräfte gegen Grippe und Erkältung. Wurmtreibend soll er ebenfalls wirken. Das bittere ätherische Fenchelöl (vulgare) fördert zudem die Milchbildung bei stillenden Müttern. Wegen seiner östrogenähnlichen Wirkung lindert es Beschwerden vor und während der Menstruation. Auf Nerven und Seele wirkt der Duft von Fenchelöl wie ein Nerventonikum, das eine Aura von Geborgenheit verströmt.

Duftkombination

Die Wirkung von Fenchel verstärkt sich mit Anis, Kümmel und Koriander.

Fichtennadel

Abies sibirica – Erfrischung für die Atemwege und den Geist

Element: Luft
Farbe: blaugrün

Pflanze und Wirkung

Der vertraute balsamisch würzigfrische Duft der Fichtennadeln ist seit langem wegen seiner wohltuenden, reinigenden Wirkung auf die Atemwege bekannt. Ein Fichtennadelbad lässt uns tief durchatmen, entspannt und beflügelt den Geist zugleich. Das ätherische Öl wirkt antiseptisch, tonisierend und desodorierend. Nicht nur bei Erkältungen, auch bei Stress, Nervosität und Erschöpfung ist es ein klassisches »Relaxans« für Badezusätze und die Sauna.

Spezialtip

In Großraumbüros und Amtsstuben mit viel Publikumsverkehr erzeugt Fichtennadelöl eine frische, reinigende Atmosphäre.

Duftkombination

Zur Raumerfrischung und -desinfektion eignet sich eine Mischung mit Eukalyptus, zur Beruhigung mit Lavendel.

Fenchel-/Fichtennadelöl

Anwendungen von Fenchelöl

Duftlampe	Fenchelduft beruhigt angespannte Nerven und lässt Gefühle fließen. Wenn Sie erkältet sind und sich nach Geborgenheit sehnen: 6 Tropfen Fenchel, 2 Tropfen Pfefferminze, 2 Tropfen Eukalyptus.
Fenchelwasser	Gibt es fertig in der Apotheke zu kaufen. Gut als Augenbad bei Entzündungen und als feuchtwarmer Wickel bei Abszessen.
Bauchmassageöl	Ein altes Hausmittel gegen schmerzhafte Blähungen: 2 bis 3 Tropfen Fenchel auf 1 Esslöffel Mandelöl, bei Kindern und Säuglingen die halbe Dosis. Massieren Sie den Bauch sanft kreisend im Uhrzeigersinn.
VORSICHT	Nicht während der Schwangerschaft und nicht bei Epilepsie verwenden.

Anwendungen von Fichtennadelöl

Inhalation	Bei Grippe und gegen Erkältung: Zur schnellen Befreiung der Atemwege 2 Tropfen Fichtennadel, 1 Tropfen Lavendel, 2 Tropfen Thymian und 4 Tropfen Eukalyptus mischen und von dieser Mixtur 2 bis 3 Tropfen auf ein Taschentuch träufeln. Tief einatmen. Eine Alternative: Die gesamte Mischung in 1 Esslöffel Pflanzenöl auflösen, in eine Schüssel mit 2 Liter heißem Wasser geben und die Düfte kräftig inhalieren.
Badezusatz	Ein beruhigender Feierabend-Badezusatz nach einem anstrengenden und stressigen Arbeitstag: 8 Tropfen in 1 Esslöffel Honig lösen und in die Badewanne geben; die Dämpfe einatmen.

Geranie

Pelargonium graveolens/odorantissimum – für Haut, Hormone und Seele

Element: Wasser
Herzchakra
Farbe: rot (Zitronenpelargonie), rosa (Rosengeranie)

Pflanze und Wirkung

In der Aromatherapie verwendet man unter den etwa 200 Geranienarten vor allem die Rosengeranie (Pelargonium graveolens) und die Zitronenpelargonie (Pelargonium odorantissimum). Beide Öle sind wegen ihres frischen, blumigen Aromas auch beliebte Parfümdüfte. Ihre Heilwirkung ist sehr breit: Man benutzt sie bei Wunden, Geschwüren, Hautentzündungen, Akne und Ekzemen, für Lymphmassagen, bei Erkältung, Mundschleimhautentzündung und zur Regulierung der Hormone bei PMS, Zyklusstörungen und im Klimakterium. Auch auf die Gefühle wirkt das Öl sehr intensiv. Es gleicht Labilität und Unzufriedenheit aus, hebt die Stimmung und wirkt gegen Angst und Depression.

Duftkombination

Geranienöl verbindet sich gut mit Rose, Basilikum und Zitrusdüften. Es hilft in geringer Dosierung anderen Düften, miteinander zu verschmelzen. Zum Vertreiben von Insekten mischen Sie es mit Zeder und Lavendel.

Gewürznelke

Eugenia caryophyllata – ein natürliches Zahnschmerzmittel

Element: Feuer (körperlich), Luft (geistig)

Pflanze und Wirkung

Nelken galten früher als Wunderheilmittel. Zahnärzte benutzten das stark antiseptische Nelkenöl wegen seiner schmerzstillenden Substanz Eugenol; auch Mundwässern und Zahnpasta wird es gern beigegeben. Nelkenessenz wirkt bei Magen-Darm-Beschwerden wie Durchfall und Blähungen, bei ausbleibender Menstruation und Krätze. Sie hilft bei nachlassender Konzentration.

Achtung

Nelkenöle dürfen nicht eingenommen werden. Schwangere und Kinder sollten sie ganz meiden.

Duftkombination

Nelke harmoniert mit Anis, Fenchel, Orange, Zimt, Eukalyptus und Mandarine.

Geranien-/Gewürznelkenöl

Anwendungen von Geranienöl

Duftlampe
Bei Erschöpfung und Depression wirkt das Aroma anregend, bei Stress und Ärger beruhigend. 5 Tropfen Geranie, 2 Tropfen eines Zitrusöls für einen Raumduft. Die Rosengeranie bietet sich für rosenartige Kompositionen an: 2 Tropfen Rose, 4 Tropfen Rosengeranie, 3 Tropfen Linaloeholz.

Aromamassage
Eine wohlduftende und wunderbar harmonisierende Massage für gestresste Nerven: 4 Tropfen Rosengeranie, 2 Tropfen Rose, 4 Tropfen Sandelholz auf 2 Esslöffel Mandelöl.

Muskel- und Gelenkschmerzen
Bei Schmerzen von Muskeln oder Gelenken eine Mischung von 2 Tropfen Geranie und 2 Tropfen Sojaöl einmassieren.

VORSICHT
Manche Menschen reagieren allergisch auf Geranienöl.

Anwendungen von Nelkenöl

Duftlampe
Zu einer weihnachtlichen Stimmung gehört der wärmende Duft der Nelke: 5 Tropfen Orange, 3 Tropfen Zimt und 5 Tropfen Nelke ergeben eine würzig-fruchtige Weihnachtsmischung.

Mundpflege
Nelkenöl ist ein altes Hausmittel gegen Zahnschmerzen. Tränken Sie etwas Watte mit dem Öl, und legen Sie es auf den schmerzenden Zahn. Ein antiseptisches Mundwasser, das auch gegen Zahnfleischentzündungen wirkt: 2 Tropfen Nelke auf 1 Tasse warmes Wasser. Gut umrühren und den Mund mehrmals täglich damit ausspülen.

Ginster

Spartium junceum – die Heilessenz bei seelischer Verletzung

Element: Erde
Herz- und Wurzelchakra

Pflanze und Wirkung

Die Heilkraft von ätherischem Ginsteröl liegt vor allem auf der geistig-seelischen Ebene. Der sonnig-warme, blumige Duft führt den Menschen nach innen und stimmt ihn ruhig und gelassen. Damit wirkt die Ginsteressenz auf seelische Verletzungen und lindert Schmerz, Trauer und tief sitzende Ängste. Auch Menschen mit angeknackstem Selbstbewusstsein und labilem Gefühlsleben werden durch den Duft innerlich aufgebaut.

Duftkombination

Ginster verträgt sich mit Rose, Honig, Jasmin, Tonka, Bergamotte, Limette, Muskat, Koriander und Neroli. Dosieren Sie aber sparsam, sonst überdeckt es alle anderen Duftnoten.

Grapefruit

Citrus paradisi – macht müde Geister wieder munter

Element: Feuer, Luft
Kehlchakra
Farbe: gelb

Pflanze und Wirkung

Die vitalisierende Energie der Grapefruit wirkt vor allem geistig erfrischend und regt die Kreativität an. Grapefruitöl kann sogar Gefühle beflügeln und ein wenig euphorisieren, weshalb es ein guter »Aufheller« an dunklen, depressiv gestimmten Tagen ist. Viele geistig arbeitende Menschen nutzen es, wenn sie Inspirationen brauchen. Auf den Körper bezogen, kann das Öl der Grapefruit die Haut und das Bindegewebe straffen und durchbluten, weshalb man es gern Antizelluliteöl zusetzt. Gleichzeitig regt die Essenz das Lymphsystem an und fördert, wenn man sie zur Massage verwendet, die Ausscheidung von Schlackenstoffen.

Hinweis

Im Gegensatz zu den anderen Zitrusölen erhöht Grapefruitöl nicht die Lichtempfindlichkeit der Haut; Sie dürfen damit also in die Sonne gehen.

Duftkombination

Grapefruitöl kann man mit sehr unterschiedlichen Düften mischen: mit Muskatellersalbei, Vanille und Tonka.

Anwendungen von Ginsteröl

Duftlampe
Eine sehr schöne Duftuntermalung für therapeutische oder philosophische Gespräche: 2 Tropfen Ginster, 3 Tropfen Limette, 3 Tropfen Jasmin, 3 Tropfen Tonka.

Aromabad
Wenn Sie sich tief entspannen und anschließend meditieren oder jemandem Ihr Herz öffnen wollen: 3 Tropfen Ginster, 3 Tropfen Rose auf 2 Esslöffel Mandelöl und in die Wanne geben. Diese Mischung können Sie natürlich auch als Massageöl verwenden. Es pflegt nicht nur die Seele, sondern auch die Haut ganz ausgezeichnet.

Anwendungen von Grapefruitöl

Aromamischung
Diese Duftmischung können Sie zum Baden und Massieren verwenden: 3 Tropfen Grapefruit, 2 Tropfen Vanille, 1 Tropfen Tonka auf 2 Esslöffel Mandelöl. Für die Duftlampe nehmen Sie die gleiche Mixtur, aber ohne Mandelöl. Der Duft mobilisiert die inneren Kräfte, stärkt das Selbstvertrauen und muntert Ihre Stimmung auf.

Aromaküche
Ein ebenso köstliches wie gesundes und einfaches Rezept für eine Nachspeise: 150 Gramm Joghurt, 1 Tropfen Grapefruit, 1 Tropfen Vanille, 1 Teelöffel Honig. Alles gut umrühren und möglichst frisch verzehren.

Zellulitecreme
Wenn Sie einer Creme gegen Zellulite 1 oder 2 Tropfen Grapefruit hinzufügen, bekommt sie eine spritzige Note und verstärkt ihre Antizellulitewirkung zusätzlich.

Ho-Blätter

Cinnamomum camphora – ein hautpflegender Parfümduft

Element: Erde, Wasser

Pflanze und Wirkung

Die frischen Blätter des in China wachsenden Shiu-Baums liefern den Rohstoff für dieses Aroma. Ho-Blätter haben einen ausgesprochenen Wohlgeruch – mit rosigen, holzigen, süß-würzigen Nuancen. Der Duft ähnelt dem von Rosenholzöl. Ho-Blätter-Essenz hat stark hautpflegende Eigenschaften und stärkt das Bindegewebe, weshalb man sie gern als Parfümnote in Bade- und Hautpflegemitteln verwendet. Sie wirkt außerdem antibakteriell, desodorierend, entspannend und beruhigend.

Hinweis

Ho-Blätter-Öl ist eine gute Alternative zum Rosenholzöl, dessen Herstellung auf Kosten der Umwelt geht.

Duftkombination

Eine angenehme Aromakomposition sind Ho-Blätter, Sandelholz, Zitrus- und Blütendüfte.

Honig

Bienenwachswaben – Balsam für Haut und Nerven

Element: Wasser

Pflanze und Wirkung

Die Honigessenz wird durch Extraktion von Bienenwachswaben gewonnen. Es handelt sich um ein Absolue von mittlerer Konsistenz, das mit Alkohol verdünnt und gelöst wird. Das Honigaroma ist süßlich und sehr warm und vermittelt etwas Besänftigendes. Es wirkt gegen Stress und stärkt somit die Widerstandskraft gegen Krankheiten aller Art. Der Duft eignet sich sehr gut, um eine gereizte Stimmung auszugleichen. Honig beruhigt auch entzündete, empfindliche Haut und ergibt zusammen mit Orangenessenzen sehr schön duftende und hautpflegende Massage- und Badeöle, die auf die Nerven wie Balsam wirken. Kinder mögen diesen sanften Duft sehr gern mit Mandarinenöl gemischt. Er vermittelt ihnen Wärme und Geborgenheit.

Duftkombination

Kinder mögen Honigabsolue nicht nur zusammen mit Mandarine, sondern ebenso mit Clementine. Auch die Verbindung von Honig mit Vanille ergibt eine sehr warme Note.

Anwendungen von Ho-Blätter-Öl

Duftlampe — Der Duft der Ho-Blätter entspannt den Geist und unterstützt die musische Kreativität. Ein schönes Aroma zum Musizieren: 4 Tropfen Ho-Blätter, 3 Tropfen Orange, 2 Tropfen Sandelholz.

Duftbad — Ein Badezusatz, der die Sinne betört und die Haut pflegt und nährt: 3 Tropfen Ho-Blätter, 2 Tropfen Grapefruit, 2 Tropfen Rosengeranie. Mischen Sie dies mit ½ Becher Sahne, und geben Sie alles ins einlaufende Wasser.

Raumluft — Ho-Blätter sind eine sehr feine Note für Raumdüfte. Ein Beispiel: 3 Tropfen Ho-Blätter, 3 Tropfen Bergamotte, 2 Tropfen Neroli.

Anwendungen von Honigöl

Duftlampe — Ein Vorschlag für einen zu Kinderfesten passenden Raumduft, in dem die Kleinen sich wohl fühlen: Stellen Sie eine Aromalampe mit 5 Tropfen Honig, 2 Tropfen Vanille, 2 Tropfen Mandarine ins Zimmer.

Aromabad — Wenn Sie sich in ein Aroma von Sanftheit hüllen wollen, mischen Sie 3 Tropfen Honig, 3 Tropfen Linaloeholz und 2 Tropfen Vanille. Mit 1 Esslöffel Bienenhonig verrühren und ins Badewasser geben. Ein äußerst sanft stimmender Duftgenuss, der jedem Muffel ein kleines Lächeln auf die Lippen zaubert.

VORSICHT — Honigabsolue hat die gleichen Eigenschaften wie Propolis. Bei einer Allergie gegen Propolis dürfen Sie den Duft nicht benutzen.

Immortelle

Helichrysum angustifolium

Element: Erde
Wurzelchakra
Farbe: grünbraun

Pflanze und Wirkung

Der Name Immortelle bedeutet »unsterblich«. Der blumig-würzige, sehr vielschichtige Blütenduft dieser im Mittelmeerraum wachsenden Staude erinnert in seiner Wirkungsweise an Zypresse, Angelikawurzel und Vetiver. Alle daraus gewonnenen Öle sind sehr erdend und vor allem psychisch stark wirksam. Immortelle hilft, Probleme mit mehr Gelassenheit zu betrachten, und befreit den Geist von unnötigem Gedankenballast. In Trancen und Psychotherapien kann die Essenz sogar die Tür zum Unbewussten öffnen. Da Immortellöl auch entzündungshemmend, entgiftend und gewebestraffend wirkt, setzt man es in Cremes und Ölen zur Behandlung unreiner Haut ein.

Duftkombination

Immortelle verträgt sich mit Zitrusdüften, Lavendel, Ylang-Ylang, Cistrose, Verbena und Zypresse.

Ingwer

Zingiber officinale – liefert Wärme und lebendige Energie

Element: Feuer, Luft
Farbe: rot

Pflanze und Wirkung

Die asiatische Ingwerwurzel gilt als äußerst heilsames Gewürz. Ihre zugehörige Pflanze ähnelt unserem Schilf. Das Wurzelöl wirkt vor allem energetisierend – seelisch wie körperlich. Es regt den Appetit an, stärkt den Magen, hilft gegen Reisekrankheit und fördert die Verdauungsvorgänge. Aus Sicht der chinesischen Medizin, wo es als altes Heilmittel angewandt wird, wirkt Ingwer allen Leiden entgegen, die durch Feuchtigkeit und Kälte entstehen – Erkältung, Kopfschmerzen, Muskelverspannung. Außerdem gilt die Wurzel als Aphrodisiakum für Männer. Mental kann ätherisches Ingweröl die Psyche klären und stabilisieren.

Hinweis

Ingwer ist in vielen Erfrischungsgetränken enthalten – auch im berühmten Gingerale.

Duftkombination

Ingwer harmoniert gut mit den Düften von Kardamom, Zimt, Nelke, Koriander und mit Zitrusölen.

Immortell-/Ingweröl

Anwendungen von Immortellöl

Duftlampe
Menschen, die schwer zur inneren Ruhe gelangen und sich manchmal in ihren Träumen verlieren, hilft der erdende Duft der Immortelle bei Trancen und psychotherapeutischen Sitzungen. Mischen Sie hierfür 4 Tropfen Immortelle, 3 Tropfen Cistrose und 2 Tropfen Grapefruit.

Hautpflege
Bei Akne oder unreiner, entzündeter Haut: Einige Tropfen Immortellöl in Alkohol lösen und – mit etwas Wasser verdünnt – auf die befallenen Hautstellen tupfen. Ein Mittel gegen Sonnenbrand: 8 Tropfen Immortelle, 20 Tropfen Lavendel mit 50 Milliliter Johanniskrautöl und 50 Milliliter Aloe-vera-Öl mischen und auftragen.

Anwendungen von Ingweröl

Aromaöl
Ein Hautöl, das den ganzen Körper mit warmer Energie durchflutet, die Durchblutung anregt und sexuelle Energien mobilisiert: 3 Tropfen Ingwer, 2 Tropfen Zimt auf 2 Esslöffel Mandelöl.

Aromaküche
Ein gutes Hausmittel zur Abwehr von Erkältungen ist Ingwerwasser. ½ Ingwerwurzel schälen, in kleine Stücke schneiden und in 1 Liter Wasser kochen. Ein wärmender Stärkungstrunk, der zudem die Verdauung fördert.

Duftlampe
Zaubern Sie sich eine entspannende, orientalische Atmosphäre: 4 Tropfen Ingwer, 3 Tropfen Zimt und 4 Tropfen Kardamom. Neben der beruhigenden Wirkung stärkt dieser Duft gleichzeitig die Körperabwehr gegen zahlreiche Krankheiten.

Iriswurzel

Iris pallida – die Wurzel der Intuition und Liebe

Element: Erde (pur), Wasser (verdünnt)
Herzchakra
Farbe: blau

Pflanze und Wirkung

Der mild-erdige, veilchenartig warme, einhüllende Duft der Iriswurzel ist eine äußerst kostbare Substanz. Zum Einen, weil die Ausbeute bei der aufwendigen Gewinnung durch Fermentation sehr gering ist, zum anderen wegen der intensiven Wirkung auf die Gefühle. Irisöl wird auch als »himmlischer Duft« bezeichnet. Die befreiende und erlösende Energie dieser Essenz kann harte Gefühlsblockaden zum Schmelzen bringen. Selbst bei starken seelischen Verletzungen wirkt Iriswurzelöl heilend.

Viele Menschen mögen diesen Duft, um ihre Intuition und Liebesfähigkeit zu schulen.

Duftkombination

Iriswurzel lässt sich gut mit Cassie, Orange, Jasmin, Neroli und Rose kombinieren.

Jasmin

Jasminum grandiflorum/sambac – der Duft der Liebespaare

Element: Wasser
Bauch-, Herz- und Kronenchakra

Pflanze und Wirkung

In seiner Heimat in Indien heißt der Jasmin »Königin der Nacht«, weil er auf geheimnisvolle, fast magische Art die Sinnlichkeit anregt. Jasmin ist als Aphrodisiakum bekannt, er ist ein Duft für Paare, der vor allem auf Beziehung und Sexualität Einfluss nimmt. Jasminöl öffnet das Herz, wirkt stark lösend und stimmungshebend, verbreitet ein Gefühl von Optimismus, Vertrauen und Euphorie. Auch auf körperliche Beschwerden wirkt die beschwingende Jasminenergie – beispielsweise bei prämenstruellem Syndrom, Menstruationsstörungen und Gebärmutterproblemen.

Achtung

Jasminöl nicht einnehmen. Das Absolue kam bei der Gewinnung mit Lösungsmitteln in Berührung.

Duftkombination

Jasmin verbindet sich gut mit Rose, Zitrusölen und exotischen Gewürzdüften wie Kardamom und Zimt. Auch gut: Neroli, Sandelholz und Zeder.

Iriswurzel-/Jasminöl

Anwendungen von Iriswurzelöl

Duftlampe

Eines der schönsten und teuersten Rezepte zur Heilung gebrochener Herzen: 3 Tropfen Iriswurzel und 3 Tropfen Rose. Dieser Raumduft kann auch Körpertherapien oder Psychotherapien unterstützen, in denen verletzte Gefühle bearbeitet werden.

Kostbares Parfüm

Wenn Sie diesen weich und empfänglich machenden Duft länger »tragen« wollen, bereiten Sie sich selbst ein Parfüm daraus zu. Hier ein Rezeptvorschlag, der die sinnliche und gefühlsbetonte Komponente der Iriswurzel verstärkt: 4 Tropfen Iris, 2 Tropfen Rose, 1 Tropfen Jasmin, 4 Tropfen Sandelholz in 10 Milliliter Jojobaöl geben, mischen und etwa 2 Wochen lang reifen lassen.

Anwendungen von Jasminöl

Duftlampe

Wenn Sie Ihr Schlafzimmer in einen Liebestempel verwandeln wollen, hilft dieser Duft: 2 Tropfen Jasminum sambac, 2 Tropfen Rose, 4 Tropfen Linaloeholz. Bei Depressionen, Angst oder Erschöpfung hebt dieses Rezept die Stimmung: 3 Tropfen Jasminum grandiflorum, 2 Tropfen Iriswurzel, 3 Tropfen Bergamotte.

Massageöl

Für eine sinnliche Massage genügen 2 Tropfen Jasminum sambac auf 50 Milliliter Basisöl. Die Mischung können Sie auch zur Behandlung psychosomatisch bedingter Hautprobleme verwenden. Ein aphrodisierendes Hautöl für eine sinnliche Haut: 2 Tropfen Jasminum sambac, 2 Tropfen Rose, 2 Tropfen Bergamotte, 6 Tropfen Sandelholz auf 50 Milliliter Basisöl.

Johanniskraut

Hypericum perforatum – das Kraut des Lichts

Element: Erde
Farbe: grünbraun

Pflanze und Wirkung

Im Volksglauben gilt Johanniskraut als eine Lichtblume, die alles Dunkle und Böse fern hält. Tatsächlich scheint die zur Zeit der Sommersonnenwende blühende Pflanze die Fähigkeit zu haben, Sonnenlicht zu speichern. Inzwischen füllen die Heilanzeigen des Johanniskrauts ganze Bände wissenschaftlicher Abhandlungen. Bewiesen ist vor allem die Wirkung gegen depressive Verstimmungen. Im Johanniskrautöl ist der in Pflanzenpräparaten verwendete antidepressive Wirkstoff Hyperizin allerdings nicht enthalten. Es besitzt aber andere wertvolle Substanzen mit antidepressiver, angstlösender, beruhigender, herzstärkender und antibakterieller Wirkung.

Duftkombination

Johanniskraut mischt sich besonders gut mit Zitrusdüften und mit Bergamotte.

Kamille, Blaue

Matricaria chamomilla – gegen Entzündungen der Haut

Element: Wasser
Stirnchakra
Farbe: blau

Pflanze und Wirkung

Das bläulich changierende Öl dieser Kamillenart gilt als besonders heilkräftig. Durch den hohen Gehalt des blauen, entzündungshemmenden Wirkstoffs Azulen hat das Öl der Blauen Kamille die stärkste entzündungshemmende Eigenschaft aller insgesamt 200 Kamillenarten. Es hilft bei allen Entzündungen und Geschwüren der Haut, bei Verletzungen, Wundheilung, Sonnenbrand, Psoriasis und Neurodermitis. Selbst bei Menstruationsbeschwerden und Kopfweh wirkt das Öl. Es gilt auch als gut psychisch wirkendes Heilmittel bei Unruhe, Ärger, Stress, Schlaflosigkeit und depressiver Verstimmung.

Hinweis

Der Duft der Blauen Kamille ist sehr intensiv. Dosieren Sie ihn sparsam, sonst überdeckt er alle anderen Düfte.

Duftkombination

Mischen Sie Blaue Kamille mit Blütenölen.

Johanniskraut-/Blaue-Kamille-Öl

Anwendungen von Johanniskrautöl

Duftlampe	Bei Winterdepression und Erschöpfung: 3 Tropfen Johanniskraut, 3 Tropfen Bergamotte.
Innere Einnahme	Bei depressiven Stimmungstiefs, Schlafstörungen, Nervosität und Schleimhautentzündungen des Darms: 200 Milliliter Rotöl und 20 Tropfen Johanniskraut mischen und 2-mal 1 Teelöffel nehmen. Die Wirkung des ätherischen Johanniskrautöls verstärkt sich durch Zugabe von Rotöl, das ein Auszug aus Johanniskrautblüten ist.
VORSICHT	Johanniskrautöl erhöht die Lichtempfindlichkeit der Haut. Sie bekommen dadurch schneller einen Sonnenbrand.

Anwendungen von Blaue-Kamille-Öl

Duftlampe	Das Öl der Blauen Kamille hat eine besondere psychische Wirkung: Es verstärkt spirituelle Erfahrungen bei Trancereisen und hilft beim Loslassen. Wenn Sie sich zu sehr an alten Vorstellungen festklammern, kann ein Raumduft mit 5 Tropfen die Arbeit an der Ablösung unterstützen.
Kompressen	Bei Wunden, Hautentzündungen und Furunkeln, aber auch bei trockener, gereizter Haut sind Kompressen oder sanfte Finreibungen mit dem ätherischen Öl der Blauen Kamille ein ideales Heilmittel. Geben Sie 2 bis 3 Tropfen des Öls auf 1 Esslöffel Mandelöl, und träufeln Sie die Mischung auf eine Kompresse, die Sie auf die kranken Stellen auflegen. Bei geschlossenen Wunden können Sie die Haut mit dem Öl einreiben.

Kamille, Römische

Anthemis nobilis – für Haut und Haar, Nerven und Seele

Element: Wasser

Pflanze und Wirkung

Die Römische Kamille ist ein klassisches Universalheilmittel, das in keinem Haushalt fehlen sollte. Das ätherische Öl hat in erster Linie eine besänftigende Wirkung auf Haut und Nerven. Es ist nicht nur ein entspannendes Raumöl nach hektischen Tagen, sondern lindert auch Hautallergien und -infektionen, ebenso Schnupfen sowie Entzündungen der Atemwege und Stirnhöhle. Die Essenz wirkt auch gut bei Magenverstimmung, Blähungen, Koliken, Menstruationskrämpfen, Muskelschmerzen und Rheuma. Es besänftigt und beruhigt weinende Babys und hilft gegen Säuglingskoliken.

Hinweis

Die Kamille gilt als Heilpflanze des Mondes. Sie hat eine starke weibliche Energie und symbolisiert das heilende mütterliche Element.

Duftkombination

Mischen Sie mit Melisse, Bergamotte, Lavendel, Rose, Geranie oder Neroli.

Kampfer

Cinnamomum camphora – ein kräftigendes Tonikum

Element: Luft, Feuer
Kronenchakra

Pflanze und Wirkung

Die feurige, durchdringende und kraftvolle Energie des Kampferöls ist legendär. Kampferöl stärkt schwache Nerven und hilft bei allen Formen körperlicher Schwäche inklusive Erkältungen, Schock und Kreislaufschwäche. Wegen ihrer stark bakterientötenden Wirkung hilft die Kampferessenz auch bei Akne und unreiner Haut. Einreibungen mit Kampferöl sind ein altes Hausmittel gegen Rheuma, Muskelverspannungen und Verstauchungen.

Achtung

Kampferöl niemals einnehmen oder in größeren Mengen inhalieren, weil es dann giftig wirkt. Nicht geeignet ist es für Schwangere und Kinder.

Duftkombination

Bei Erkältungen Kampfer gut mit Eukalyptus, Cajeput, Zitrone und Bergamotte mischen.

Römische-Kamille-/Kampferöl

Anwendungen von Römische-Kamille-Öl

Duftlampe
Hypermotorische Kleinkinder beruhigen sich schnell mit einem Raumduft aus 2 bis 3 Tropfen Römischer Kamille.

Inhalation
Ein Kamillendampfbad wirkt Wunder bei Schnupfen und anderen Erkältungsformen. Geben Sie aber nicht mehr als 5 Tropfen Kamille auf einen Topf mit 2 Liter heißem Wasser. Ein hautwirksames Gesichtsdampfbad gegen Akne und unreine, ölige Haut: 3 Tropfen Kamille und 3 Tropfen Zitrone auf die gleiche Menge heißen Wassers.

Bauchöl
Wenn Ihr Säugling Koliken hat, verschütteln Sie 1 Tropfen Römische Kamille mit 3 Esslöffeln Mandelöl. Massieren Sie damit den Bauch sanft im Uhrzeigersinn.

Anwendungen von Kampferöl

Hautpflege
Ein Hautpflege- und -reinigungsmittel gegen fahle, unreine, fette Haut und Akne: Verdünnen Sie 3 bis 4 Tropfen Kampfer mit 2 Esslöffeln Alkohol oder Mandelöl. 2-mal täglich anwenden.

Duftlampe
Wenn Sie schwache Nerven haben oder sich abgespannt fühlen und einen Push brauchen: 4 Tropfen Kampfer in der Duftlampe beleben und erwärmen Körper und Geist. Hilft auch gegen Erkältungen.

Soforthilfe
Ein altes Wiederbelebungsmittel bei drohender Ohnmacht, Schock oder Kreislaufversagen: Geben Sie 1 bis 2 Tropfen Kampfer auf ein Taschentuch, und halten Sie es dem Betreffenden unter die Nase.

Kanuka

Kunzea ericoides – stärkt die Abwehrkräfte des Körpers

Element: Luft

Pflanze und Wirkung

Das Öl aus den Zweigen und Blättern des in Neuseeland wachsenden Kanukabaumes gilt in seiner Heimat als geschätztes, traditionelles Heilmittel. Bei uns ist es erst seit kurzer Zeit bekannt. Kanukaöl wirkt keimtötend, entzündungshemmend, schmerzlindernd, antirheumatisch und antiallergisch. Es stärkt die Abwehr des Körpers und ist ein hervorragendes Erkältungsmittel. Erwähnenswert sind auch die Hautheilkräfte von Kanukaöl – beispielsweise bei Bindegewebsschwäche, Krampfadern, blasser Haut, Akne und Rheuma. Auch psychisch gibt Kanuka Kraft, Energie und unterstützt das Durchsetzungsvermögen.

Hinweis

Kanukaöl ist eng mit dem ebenfalls in Neuseeland wachsenden Manukabaum und dem Teebaum verwandt. Seine keimtötende Wirkung ist aber nicht so stark.

Duftkombination

Kanuka harmoniert gut mit Grapefruit, Bergamotte, Zitrone, Lavendel und Sandelholz.

Kardamom

Elettaria cardamomum – hebt die Stimmung, hilft der Verdauung

Element: Feuer
Bauchchakra
Farbe: rotbraun

Pflanze und Wirkung

Kardamomsamen ist bei den Indern und Arabern sehr bekannt und beliebt. Diese Völker aromatisieren mit dem Gewürz u.a. ihre Kaffees und Tees. Der exotischwürzige, frische, holzige Duft des Kardamomöls ist eine sehr gefragte Note bei orientalischen Parfüms. Seine Heilwirkung auf die Psyche ist insgesamt stimmungshebend. Kardamomöl erfrischt, stimuliert den Geist und die Durchblutung im Kopf, so dass es sogar bei Spannungskopfschmerzen wirksam eingesetzt werden kann. Die körperliche Wirkung konzentriert sich auf alle Verdauungsvorgänge – von Sodbrennen über Übelkeit bis hin zu Blähungen und Koliken.

Duftkombination

Kardamom harmoniert mit sehr vielen Duftnoten – z.B. mit Zimt, Orange und Geranie.

Anwendungen von Kanukaöl

Massageöl
Gegen rheumatische Schmerzen, Muskelkater und verspannte Muskeln in Rücken und Schultern hilft eine Mischung aus mehreren hochwirksamen ätherischen Ölen, die sich in ihrer Wirkung gegenseitig verstärken: 8 Tropfen Kanuka, 4 Tropfen Manuka, 4 Tropfen Teebaum, 6 Tropfen Lavendel mit 50 Milliliter Johanniskrautöl mischen. Lassen Sie sich so oft wie möglich damit massieren, oder reiben Sie selbst die betreffenden Partien damit ein.

Duftlampe
Bei Erkältungen jeder Art ein die Atemwege befreiender Raumduft: 4 Tropfen Kanuka, 2 Tropfen Manuka, 2 Tropfen Zitrone.

VORTEIL
Im Gegensatz zu den meisten anderen ätherischen Ölen wirkt Kanuka nicht (schleim)hautreizend.

Anwendungen von Kardamomöl

Duftlampe
Probieren Sie diesen frischen Raumduft: 5 Tropfen Kardamom und 5 Tropfen Orange. Er trägt zu einer Gesamtverbesserung und zur besseren Verdauung bei.

Kopf- und Nackenmassage
Eine Wohltat für verspannte Nacken- und Schultermuskulatur: Mischen Sie 2 Tropfen Kardamom mit 2 Tropfen Majoran und 1 Esslöffel Mandelöl.

Bade- und Körperöl
Anregend: 4 Tropfen Kardamom, 4 Tropfen Geranie, 2 Tropfen Bergamotte auf 2 Esslöffel Jojobaöl.

VORSICHT
Kardamomöl sollte nicht während der Schwangerschaft angewendet werden.

Karottensamen

Daucus carota – macht die Haut samtig und glatt

Element: Erde
Farbe: gelborange

Pflanze und Wirkung

Dieses ätherische Öl hat zwar die gelborange Farbe der Karotte, entstammt aber dem Samen aus dem Kraut der Pflanze. Gerühmt wird das durch Wasserdampfdestillation gewonnene ätherische Öl in erster Linie wegen seiner hervorragenden Wirkung auf die Haut. Es pflegt, strafft und soll sogar verjüngen, weshalb es ein äußerst beliebter Bestandteil in nährenden Gesichtsmasken, Antifaltenhautcremes und verjüngenden Hautpflegeölen ist. Das sehr erdig und waldig duftende ätherische Öl des Karottensamens gilt sogar als leicht aphrodisierend.

Duftkombination

Das Aroma des Karottensamens harmoniert sehr gut mit den Düften von Hölzern und Gewürzen.

Koriander

Coriandrum sativum – entspannend für Magen und Darm

Element: Feuer
Solarplexus
Farbe: grün

Pflanze und Wirkung

Die Frucht dieser kleinen orientalischen Staude ist bei uns eigentlich nur als herzhaftes Gewürz bekannt, das Backwaren und andere Lebensmittel bekömmlicher macht. Ätherisches Korianderöl, das durch Wasserdampfdestillation aus den getrockneten Früchten entsteht, wirkt sehr erwärmend und hat auch schmerzstillenden Charakter. Wegen dieser beiden Effekte ist Korianderöl ein sehr gutes Heilmittel bei Rheuma und Gelenkschmerzen. Ein anderer Heileffekt ist die blähungstreibende und magenstärkende Wirkung des Aromas.
Auf die Psyche wirkt der Duft entspannend. Wenn man sich schwach oder nach längerer Krankheit kraftlos fühlt, gibt Korianderöl dem Körper die verbrauchte Energie wieder zurück.

Achtung

Korianderöl nicht während der Schwangerschaft anwenden.

Duftkombination

Korianderduft verträgt sich mit Rose, Jasmin, Sandelholz, Moschuskörnern, Zitrusfrüchten, Rosengeranie und Neroli.

Anwendungen von Karottensamenöl

Duftlampe	Dieser Raumduft wirkt gegen Nervosität: 3 Tropfen Karottensamen, 3 Tropfen Zeder, 3 Tropfen Kiefer.
Hautpflege	Wenn Sie einer milden Hautcreme, einer Maske oder einem Öl 2 bis 3 Tropfen ätherisches Karottensamenöl hinzufügen, können Sie damit die hautpflegende Wirkung ganz erheblich steigern – vor allem für die reife und sehr trockene Haut.
VORSICHT	Nicht während der Schwangerschaft oder eines Sonnenbades anwenden, da Karottensamenöl die Lichtempfindlichkeit der Haut enorm erhöht.

Anwendungen von Korianderöl

Duftlampe	Bei Angst und nervöser Erschöpfung gibt ein Raumduft mit Koriander das Gefühl, neue Kraft und Vitalität zu tanken und den Herausforderungen des Lebens wieder gewachsen zu sein. Ein Rezept: 5 Tropfen Koriander, 4 Tropfen Sandelholz, 3 Tropfen Rosengeranie auf 2 Esslöffel Basisöl.
Aromaküche	Warum immer nur Korianderbrot? Probieren Sie auch andere schmackhafte Variationen: 1 bis 2 Tropfen Koriander mit etwas pflanzlichem Speiseöl vermischt. Würzen Sie damit Reis, Gemüse oder Fleisch.
Badeöl	Korianderöl enthält östrogenähnliche Substanzen, die auch erotisierend wirken können. Für ein entspannendes Vollbad: 3 Tropfen Koriander, 4 Tropfen Sandelholz, 3 Tropfen Rosengeranie auf ½ Becher Sahne.

Kümmel

Carum carvi – für Magen und Verdauung

Element: Feuer
Farbe: grün

Pflanze und Wirkung

Ätherisches Kümmelöl gewinnt man durch Wasserdampfdestillation der zerkleinerten Früchte. Der typische, stark würzige Duft erinnert sofort an frisch gebackenes Brot. Kümmelöl besitzt eine allgemein anregende, magenstärkende Wirkung. Es ist auch Bestandteil von Likören, Spirituosen, Süßwaren und Mundwässern. Die Tiermedizin benutzt Kümmelöl zur Bekämpfung von Hautparasiten. Die Destillationsrückstände, die bei der Herstellung von Kümmelöl entstehen, können übrigens auch als nahrhaftes Viehfutter verwendet werden.

Duftkombination

Kümmelöl verträgt sich mit allen Gewürzölen wie Fenchel, Koriander und Anis.

Latschenkiefer

Pinus mugho – befreit die Atemwege bei Erkältungen

Element: Luft
Farbe: blau

Pflanze und Wirkung

Die Latschenkiefer wächst nur in extremen Höhenlagen der Alpen. Die frischen Nadeln und Zweigspitzen, die den Grundstoff für das ätherische Öl liefern, dürfen nur mit spezieller Erlaubnis geschnitten werden. Latschenkiefernöl ist ein sehr bewährtes Heilmittel für die Atemwege und hat eine starke tief greifende Heilwirkung bei Erkältungen, Bronchitis und allen Beschwerden im Brustraum. Auch bei Rheuma, Gicht und Durchblutungsstörungen benutzt man es gern zum Einreiben der schmerzenden Stellen. Es ist ebenfalls wohltuend bei Entzündungen der Harnwege oder als allgemeines Belebungsmittel.

Hinweis

Die Latschenkiefer ist inzwischen vom Aussterben bedroht. Aus diesem Grund steht sie unter Naturschutz. Zur Gewinnung des ätherischen Öls muss der Baum nicht gefällt werden. Man erntet nur die frischen Triebspitzen.

Duftkombination

Latschenkiefer wird in der Wirkung sehr gut durch Eukalyptus, Cajeput, Myrte und Zitrone ergänzt.

Anwendungen von Kümmelöl

Bauchmassage
Gegen Blähungen geben Sie je 3 Tropfen ätherisches Öl von Kümmel, Fenchel, Anis und Koriander in 30 Milliliter Mandelöl. Massieren Sie mit diesem »Vierwindeöl« sanft kreisend den Bauch im Uhrzeigersinn. Dieses altbekannte traditionelle Hausmittel können Sie auch bei nervösen Verdauungsstörungen, Magenkrämpfen, Verstopfung und allgemeiner Neigung zu trägem Darm benutzen.

VORSICHT
Nicht in der Schwangerschaft verwenden. Bei hoher Dosierung wirkt dieses ätherische Öl stark hautreizend.

Anwendungen von Latschenkieferöl

Sauna
Der milde, waldig-frische Duft ist ein interessantes Saunaaroma, das Sie optimal nutzen können, wenn sich eine Erkältung anbahnt. Geben Sie 3 bis 5 Tropfen in die mit Wasser gefüllte Kelle. Der Aufguss befreit nicht nur die Atemwege, sondern lindert auch die grippetypischen Muskel- und Gliederschmerzen.

Einreibungen
Bei schmerzenden Muskeln und Gelenken: 3 Tropfen Latschenkiefer, 3 Tropfen Wacholder mit 1 Esslöffel Mandelöl mischen. Reiben Sie damit die betroffenen Stellen vorsichtig ein.

Inhalation
Ein Wundermittel bei Erkältung: 3 Tropfen Latschenkiefer, 1 Tropfen Zypresse auf eine Schüssel heißes Wasser. Atmen Sie den Dampf einige Minuten lang intensiv ein, am besten natürlich mit einem Tuch über dem Kopf.

Lavandin

Lavandula hybrida – der Parfümlavendel

Element: Luft
Kronenchakra
Farbe: blauviolett

Pflanze und Wirkung

Lavandin ist eine fortpflanzungsunfähige Lavendelsorte – ein sogenannter Hybride, der durch Kreuzung aus Lavendel vera und Lavendel spica entsteht. Lavandin wächst in tief gelegenen Regionen und wird auf großen Feldern angebaut, die maschinell bearbeitet werden. Deshalb ist Lavandinöl deutlich preiswerter als das Öl der anderen Sorten, die teils wild in den Bergen wachsen. Lavandinöl enthält nicht deren vergleichsweise breite Heilwirkung. Deswegen wird es hauptsächlich als Duftnote verwandt – beispielsweise in Parfüms, als Wäscheduft zum Fernhalten der Motten, als frische Duftnote im Putzwasser und in der Duftlampe zum Reinigen und Beleben der Luft.

Achtung

Lavandinöl nicht trinken oder mit der Nahrung aufnehmen.

Duftkombination

Lavandin mischt sich gut mit Bergamotte, Orange, Zitrone, Geranie, Muskatellersalbei, Kiefer, Neroli und Rose.

Lavendel spica

Lavandula spica – der Lavendel für die Atemwege

Element: Luft
Kronenchakra
Farbe: blauviolett

Pflanze und Wirkung

Diese Lavendelsorte ist auch als Speik oder Speiklavendel bekannt. Da sie auch Kampfer enthält, ist ihr Duft etwas strenger als der von Lavendel vera oder Lavandin. Lavendel spica hat eine große Heilkraft. Vor allem auf die Atemwege wirkt er antiseptisch, schleimlösend, schmerzlindernd und auch krampflösend. Weitere Wirkungen: Lavendel spica fördert die Bildung weißer Blutkörperchen, steigert die Körperabwehr und wirkt stärkend.

Hinweis

Lavendel spica gehört zu den heilkräftigsten Pflanzen in der Aromatherapie.

Duftkombination

Lavendel spica passt zu Zitrusölen, Nadel- und Blütendüften.

Anwendungen von Lavandinöl

Duftlampe
Als Raumduft schafft Lavandinöl dank seiner keimtötenden Eigenschaft eine erfrischende, klärende und »gesunde« Raumatmosphäre: 7 Tropfen Lavandin und 5 Tropfen Zitrone.

Wäscheduft
Lösen Sie 4 Tropfen Lavandin in 2 Esslöffeln Essig auf, und geben Sie dies in den letzten Spülgang der Waschmaschine. Nach dem Trocknen behält die Wäsche den typisch frischen, »sauberen« Duft des Lavendels und ist zugleich vor dem Befall von Motten geschützt.

Duft zum Putzen
Wenn Sie den Boden wischen oder Bad und Küche putzen, geben Sie einfach 5 bis 10 Tropfen Lavandinöl ins Putzwasser. Das Ergebnis ist ein frischer, köstlicher Duft noch in der hintersten Ecke der Wohnung.

Anwendungen von Lavendel-spica-Öl

Duftlampe
Der Duft von Lavendel spica ist insbesondere keimtötend und kann deshalb sehr gut zur Desinfektion von Krankenzimmern verwendet werden. Zusätzlich sorgt diese Sorte für erholsamen Schlaf. Eine Schlafmischung: 4 Tropfen Lavendel spica, 3 Tropfen Melisse. Bei Erkältungen, nervösen Verspannungen und Nervenschmerzen: 7 Tropfen Lavendel spica, 3 Tropfen Latschenkiefer.

Erkältungsbad
Bei Husten und Schnupfen befreit ein heißes Lavendelbad die Atemwege: 6 Tropfen Speik, 2 Tropfen Cajeput in ½ Becher Sahne auflösen und in die Badewanne geben.

Lavendel vera

Lavandula vera/officinalis – ein Universalmittel für alle Fälle

Element: Luft
Kronenchakra
Farbe: blauviolett

Pflanze und Wirkung

Lavendel vera, auch Echter Lavendel genannt, hat unter den etwa 30 Lavendelsorten die breiteste Wirkungspalette. Wegen seiner geringen Giftigkeit ist der Lavendel vera auch sehr gut für die Hautpflege geeignet. Hier ein paar Beispiele für diese vielseitige Aromaessenz: Sie hilft bei Abszessen, Akne und Geschwüren, Dermatitis und sogar bei Fuß- und Scheidenpilz. Auch bei Augenentzündungen, Verbrennungen und Insektenstichen ist sie ein bewährtes Heilmittel, ebenso bei Ohrenschmerzen, PMS, Muskelzerrungen, Rheuma.

Hinweis

Achten Sie beim Kauf auf die Bezeichnung »Echter Lavendel«, »Lavendel extra« oder »Lavendel fein«. Bei preiswerten, nicht näher gekennzeichneten Sorten könnte es sich um den weniger heilkräftigen Lavandin handeln.

Duftkombination

Lavendel verträgt sich besonders gut mit Bergamotte, Geranie, Kiefer, Neroli und Rose.

Lemongras

Cymbopogon citratus – anregend wie eine kühle Dusche

Element: Luft
Kehlchakra
Farbe: gelbgrün

Pflanze und Wirkung

Lemongras ist ein tropisches Süßgras, dessen spritziger, zitroniger Duft zu einem der beliebtesten in der Aromatherapie gehört. In der ayurvedischen und in der brasilianischen Medizin ist Lemongras ein altes Heilmittel. Es stimuliert und entgiftet, fördert die Durchblutung, regt das Immunsystem an und strafft die Haut. Auf den Geist wirkt das ätherische Öl intensiv und erfrischend wie eine kühle Dusche. Es regt die Tatkraft an und macht müde Autofahrer munter. Weiterhin hat sich Lemongras als Mittel gegen Motten und andere Insekten bewährt.

Duftkombination

Lemongras mischt sich sehr gut mit Zitrusölen, es harmoniert aber auch mit Eukalyptus, Geranie, Latschenkiefer und Lavendel.

Anwendungen von Lavendel-vera-Öl

Duftlampe

Lavendel vera eignet sich gut als Kinderheilöl. Eine gute Duftmischung zum Einschlafen: 5 Tropfen Lavendel vera, 2 Tropfen Kamille, 1 Tropfen Clementine.

Wundpflege

Ein altes Hausmittel bei schlecht heilenden Wunden: Auf 100 Milliliter Wasser 12 Tropfen Lavendel vera. Eine sterile Kompresse damit tränken und auflegen. Bei Sonnenbrand: 50 Milliliter Mandelöl mit 40 Tropfen Lavendel vermischt auftragen. Bei Verbrennungen kann das ätherische Öl unverdünnt aufgetupft oder versprüht werden.

Erste Hilfe

Bei Schock, Angstzuständen oder Stress: 2 bis 3 Tropfen Lavendel auf ein Taschentuch träufeln und mehrmals tief einatmen, bis sich der Zustand gebessert hat.

Anwendungen von Lemongrasöl

Duftlampe

Benutzen Sie diesen Raumduft zum Erfrischen, Reinigen und Desinfizieren von Krankenzimmern: 6 bis 8 Tropfen in die Duftlampe. Für eine Luftzerstäuberlösung: 1 Milliliter Lemongras in 2 Milliliter 70-prozentigen Alkohol oder Essig geben und mit 250 Milliliter Wasser mischen. Aber Vorsicht: Nicht direkt auf Kunststoffflächen sprühen.

VORSICHT

Lemongras wirkt aggressiv auf die Haut, es darf niemals pur aufgetragen werden. Bei empfindlicher oder allergischer Haut kann die Essenz sogar noch als Deotandteil von verdünnten Ölen zu Irritationen führen.

Limette

Citrus aurantifolia – Frische für Körper und Geist

Element: Luft
Stirnchakra
Farbe: gelb

Pflanze und Wirkung

Diese aus der Karibik stammende Zitronenfrucht hat eine deutlich herbe Note. Ihr ätherisches Öl erheitert, erfrischt bei Müdigkeit und Lethargie, regt das kreative Denken an und hilft gegen Teilnahmslosigkeit. Wegen seiner natürlich desodorierenden Wirkung wird das Öl gern Duschgels, Desodorants, Mundwässern und erfrischenden Körperölen beigemischt. Ähnlich wie das Lemongras beugt auch Limettenöl durch seine antiseptische und antivirale Wirkung Ansteckungskrankheiten vor.

Achtung

Das ätherische Öl von gepresster Limette kann die Haut lichtempfindlich machen. Durch Destillation gewonnenes ätherisches Limettenöl hingegen ruft keine phototoxischen Reaktionen hervor.

Duftkombination

Der Duft von Limette ist sehr gut mischbar mit Vanille, Tonka, Orange, Lemongras und Ylang-Ylang.

Linaloeholz

Bursera delpechiana – das Öl, das die Haut pflegt und nährt

Element: Wasser, Erde
Farbe: rosa

Pflanze und Wirkung

Dieses Öl entstammt der Rinde des in Mexiko wachsenden Linaloebaums. Wegen seines hohen Anteils an der hautpflegenden Substanz Linalol wird das ätherische Öl in erster Linie für Hautpflegemittel verwendet. Es stärkt und regeneriert vor allem trockene und gereizte Haut. Auf die Psyche wirkt die Linaloeessenz angsthemmend und beruhigend, ohne dabei müde zu machen.

Hinweis

Dank seiner ähnlichen Wirkungsweise gilt Linaloeholz als ökologisch vertretbare Alternative zum ätherischen Öl des vom Aussterben bedrohten Rosenholzbaums.

Duftkombination

Linaloeholz harmoniert gut mit Blüten- und Zitrusdüften oder warmen Holzdüften.

Anwendungen von Limettenöl

Duftlampe
Eine äußerst spritzige, heitere Atmosphäre, in der Sie humorvoll über sich selber lachen können, kreiert dieser Raumduft: 6 Tropfen Limette, 3 Tropfen Grapefruit, 3 Tropfen Vanille.
Den Hauch einer frischen Meeresbrise lässt Sie folgende Mischung verspüren: 2 Tropfen Limette, 2 Tropfen Palmarosa, 2 Tropfen Petitgrain, 2 Tropfen Pfefferminze.

Desinfektion
Limettenöl kann die Raumluft von Krankenzimmern ähnlich gut reinigen und desinfizieren wie Lemongrasöl. Anwendung siehe dort.

Körperöl
Limettenöl ist ein beliebter Zusatz in erfrischenden Massageölen. Ein Rezept zum Aufwachen: 2 Tropfen Limette, 1 Tropfen Rosengeranie auf 1 Löffel Mandelöl nach dem Duschen sanft einmassieren.

Anwendungen von Linaloeholzöl

Duftlampe
Durch seine rosig-herbe, angenehme Duftnote eignet sich Linaloeholz gut als entspannender Feierabendduft. Ein Rezept: 6 Tropfen Linaloeholz, 2 Tropfen Ylang-Ylang, 1 Tropfen Zimt.

Gesichtsöl
8 Tropfen Linaloeholz, 3 Tropfen Rose mit 50 Milliliter Hagebuttenkernöl mischen und sanft auf die etwas feuchte Haut einmassieren.

Kindermassageöl
Wenn Ihr Kind Einschlafschwierigkeiten hat: 5 Tropfen Linaloeholz, 5 Tropfen Lavendel mit 50 Milliliter Johanniskrautöl mischen und damit am Abend die Füße des Kindes massieren.

Litsea cubeba

Litsea cubeba – ein frischer Duft zur Luftreinigung

Element: Luft
Farbe: gelbgrün

Pflanze und Wirkung

Dieses frisch-fruchtig, zitronenartig duftende Öl wird aus den reifen Früchten des sogenannten May-Chang-Baumes gewonnen, der in China und in Indochina wächst. Es enthält viel Zitral und wirkt vor allem tonisierend, antiseptisch, pilztötend, erfrischend, mental anregend und gegen geistige Erschöpfung sowie nachlassende Konzentration. Außerdem eignet es sich sehr gut zur Reinigung der Luft in Räumen mit viel Publikumsverkehr – beispielsweise in Großraumbüros, Amtsstuben, Hotels oder in Schulräumen. Auch als Saunaaufguss ist Litsea sehr beliebt. Stark verdünnt kann ätherisches Litseaöl sogar gegen den Schimmelpilz Aspergillus eingesetzt werden.

Duftkombination

Litsea cubeba verträgt sich gut mit Eukalyptus, Cajeput und Niaouli, die die frische Note von Litsea verstärken. Eine Kombination mit süßem Orangenöl oder Blutorangenöl ergibt eine fruchtig-süße Mischung.

Lorbeer

Laurus nobilis – ein Universalheilmittel mit Geschichte

Element: Luft
Stirnchakra

Pflanze und Wirkung

Der Echte Lorbeer wurde schon in mittelalterlichen Kräuterbüchern für seine Heilwirkung auf vielen Gebieten gerühmt. Sein aus den immergrünen, lederartigen Blättern gewonnenes ätherisches Öl wirkt in erster Linie antiseptisch, magenstärkend und verdauungsfördernd, man benutzt es aber auch gegen Schuppen und Haarausfall, gegen Muskelschmerzen, Rheuma und Verstauchungen. Seelisch wirkt Lorbeeröl aufheiternd, erwärmend und klärend.

Achtung

Wegen seines Eugenolgehalts kann ätherisches Lorbeeröl zersetzend wirken. Halten Sie sich besonders streng an die Dosierungsanweisung.

Duftkombination

Lorbeer verträgt sich gut mit kräftigen Gewürzölen wie Rosmarin oder Wacholder.

Anwendungen von Litsea-cubeba-Öl

Duftlampe
Ein Rezept für Räume, in denen sich viele Menschen aufhalten: 7 Tropfen Litsea cubeba, 3 Tropfen Eukalyptus. Wenn Sie sich geistig erschöpft fühlen oder wenn die Konzentration nachlässt, können Sie 4 Tropfen der Essenz mit 4 Tropfen Limette mischen.

Sauna
Eine sehr angenehm würzig duftende Saunamischung, die auch gegen Husten hilft: 1 Tropfen Litsea cubeba und 1 Tropfen Eukalyptus auf 1 Kelle Wasser.
Vorsicht: Niemals die ätherischen Öle direkt auf die Steine tropfen lassen. Feuergefahr!

VORSICHT
Litseaöl ist hautreizend. Es darf auf keinen Fall unverdünnt auf die Haut gebracht werden. Die ätherische Substanz kann sogar Kunststoffe angreifen.

Anwendungen von Lorbeeröl

Rheumaöl
Gegen Rheuma, Verspannungen und Muskelschmerzen gibt es ein altes Baderezept: 6 Tropfen Lorbeer, 4 Tropfen Lavendel mit 1 Esslöffel Olivenöl mischen und ins heiße Wasser geben.
Zusätzlich können Sie die betreffenden Stellen mehrmals täglich mit folgender Ölmischung einreiben: 50 Milliliter Rotöl, 6 Tropfen Lorbeer, 4 Tropfen Wacholder, 4 Tropfen Rosmarin und 3 Tropfen Ingwer.

Insektenmittel
Wenn Sie Kornkäfer aus Ihrem Schrank oder der Speisekammer vertreiben wollen, legen Sie ein mit 1 oder 2 Tropfen Lorbeeröl getränktes Tuch in die Nähe Ihres Getreides.

Magnolienblüte

Michelia alba – ein bezaubernder Blütenduft für besinnliche Stunden

Element: Wasser
Herzchakra

Pflanze und Wirkung

Das in China gewonnene ätherische Öl aus der Magnolienblüte betört durch seinen intensiven blumigen, mit leichter Honignote angereicherten Duft. Es wirkt sehr intensiv auf die Psyche, entspannt festgefahrene Stimmungen, sensibilisiert die Sinne und öffnet das Herz. Mit seiner beruhigenden Wirkung auf die Nerven kann dieser Blütenduft erhitzte Gemüter besänftigen und Künstlern Inspiration verschaffen. Parfümeure schätzen diesen sinnlichen Duft sehr. In der Kosmetik verleiht dieser kostbare Duft luxuriösen Hautcremes und -ölen eine edle Blütennote.

Duftkombination

Magnolie verträgt sich gut mit Sandelholz, Rosengeranie und anderen weichen, sinnlichen Blütendüften.

Majoran

Origanum majorana – das entkrampfende Küchengewürz

Element: Wasser
Farbe: grün

Pflanze und Wirkung

Dieses beliebte Küchenkraut wird in ganz Europa in den Gärten angebaut. Das ätherische Öl aus den oberen Teilen des blühenden Krauts ist bekannt für seine stark beruhigende und wärmende Eigenschaft, die man sehr gut bei Menstruations- und Verdauungsbeschwerden einsetzen kann.
Majoranöl ist eines der bestwirkenden Aromaöle gegen schmerzhafte Verkrampfungen der Muskeln, Muskelkater, Verstauchungen, Zerrungen und steife Gelenke. Es ist gefäßerweiternd und hilft deshalb bei hohem Blutdruck, manchen Formen von Migräne sowie Kopfschmerzen.
Auf die Seele wirkt Majoranöl ebenfalls sanft entspannend, besonders wenn Kummer und Leid an die Nerven gehen. Majoran gilt als anaphrodisisch. Er kann also den Geschlechtstrieb dämpfen.

Achtung

Kinder und Schwangere dürfen dieses Öl nicht benutzen.

Duftkombination

Majoran mischt sich gut mit Lavendel, Orange und Bergamotte.

Magnolienblüten-/Majoranöl

Anwendungen von Magnolienblütenöl

Duftlampe
Der verzaubernde Duft der Magnolienblüte kann zu tiefer innerer Ruhe und Besinnung führen. Mischen Sie dafür 5 Tropfen Magnolienblüte und 2 Tropfen Ylang-Ylang in der Aromaschale.

Sinnliches Parfüm
6 Tropfen Magnolienblüte, 2 Tropfen Jasminblüte, 3 Tropfen Linaloeholz, 2 Tropfen Zedernholz mit 10 Milliliter Jojobaöl verschütteln und 1 bis 2 Wochen »reifen« lassen.

Luxusbad
Magnolienblütenöl stellt einen innerlich erwärmenden, wohlduftenden Badezusatz dar: 4 Tropfen Magnolie, 3 Tropfen Sandelholz, 2 Tropfen Rose mit etwas Sahne vermischen.

Anwendungen von Majoranöl

Abendbad
Wenn Sie schlecht einschlafen können oder unter Erschöpfungszuständen leiden, kann Ihnen dieser Badezusatz einen erholsamen Schlaf bescheren: 5 Tropfen Majoran, 2 Tropfen Orange, 3 Tropfen Lavendel mit 10 Milliliter Sesamöl mischen und ins einlaufende Wasser geben.

Körperöl
Eine Massage mit Majorankörperöl entspannt die verkrampften Muskeln und kann den Menschen weich und sanft stimmen: 4 Tropfen Majoran, 2 Tropfen Lavendel und 2 Tropfen Geranie auf 2 Esslöffel Sesamöl.

Schnellinhalation
Wenn Sie sich schlaflos in den Kissen wälzen, probieren Sie dies: 1 Tropfen Majoran, 1 Tropfen Orange auf das Kopfkissen träufeln.

Mandarine

Citrus reticulata – das Stimulans für empfindliche Naturen

Element: Wasser
Farbe: orange

Pflanze und Wirkung

Der frische, spritzige, süß-fruchtige Duft der Mandarine ist besonders für sensible und empfindliche Menschen geeignet. Wie alle Essenzen aus der Familie der Zitrusfrüchte besitzt auch das ätherische Öl der Mandarine die heitere Kraft der mediterranen Sonne. Diese Energie stimuliert sofort das Gemüt und verhilft Menschen in Stimmungstiefs zu mehr heiterer, spielerischer Gelassenheit. Für überaktive Kinder ist Mandarine ein Duft zum besseren Einschlafen. Er regt außerdem Appetit und Verdauung an.

Achtung

Mandarinenöl ist leicht hautreizend und phototoxisch.

Duftkombination

Mandarinenöl kann man gut mit Zitrusdüften, Honig, Sandelholz, Bergamotte, Koriander und Lavendel kombinieren.

Mandarinenholz

Cinnamomum sintok – der aufbauende Duft bei Schwäche

Element: Feuer

Pflanze und Wirkung

Mit dem normalen Mandarinenbaum hat der Baum, der dieses Holzöl liefert, nichts zu tun. Er ist eher mit dem Zimtbaum verwandt und wächst in Indonesien. Mandarinenholzöl entsteht durch Wasserdampfdestillation des zerkleinerten Holzes. Es hat einen feinen, holzig-fruchtigen Duft, der in Parfüm- und Raumduftmischungen einen interessanten Baustein ergibt. Körperlich wie geistig-seelisch und mental wirkt die Essenz aufbauend und stärkend bei jeder Art von Schwäche sowie nervlicher Belastung.

Hinweis

Mandarinenholzöl enthält ebenso wie Zimt- und Nelkenöl die stark antiseptische und zugleich schmerzstillende Pflanzensubstanz Eugenol, die in der Zahnmedizin häufig gegen Entzündungen verwendet wird.

Duftkombination

Mandarinenholz bringt angenehme Nuancen in Mischungen mit Sandelholz, Mandarine, Honig, Nelke und Zimt.

Mandarinen-/Mandarinenholzöl

Anwendungen von Mandarinenöl

Duftlampe

Diese Duftuntermalung verbreitet eine schöne Stimmung für kreative vorweihnachtliche Aktivitäten mit Kindern: 5 Tropfen Mandarine, 3 Tropfen Vanille, 2 Tropfen Zimt.

Aromamassage

Wenn Ihr Kind Bauchweh hat, mischen Sie 2 Tropfen Mandarine auf 1 Esslöffel Mandelöl und massieren damit den Bauch Ihres Kindes sanft im Uhrzeigersinn. Zur Vorbeugung gegen Schwangerschaftsstreifen empfiehlt sich folgende Mischung: 5 Tropfen Mandarine, 5 Tropfen Neroli, 10 Tropfen Lavendel auf 10 Milliliter Weizenkeimöl und 40 Milliliter Mandelöl. 1- bis 3-mal täglich sanft kreisend Bauch und Oberschenkel massieren.

Anwendungen von Mandarinenholzöl

Duftlampe

Ein mit Mandarinenholzöl angereicherter Raumduft bringt eine ausgesprochen angenehme Atmosphäre. Probieren Sie dieses wohltuende Stimulans, wenn Sie sich nervlich schwach fühlen: 5 Tropfen Mandarinenholz, 2 Tropfen Mandarine, 1 Tropfen Zimt in die Aromaschale.

Duftbad

Diese extravagante Badmischung durchwärmt Körper und Seele von innen heraus: 5 Tropfen Mandarinenholz, 1 Tropfen Nelke, 1 Tropfen Ingwer mit 1 Esslöffel Sesamöl mischen und ins einlaufende Wasser geben. Die gleiche Mischung können Sie auch für eine Aromamassage benutzen. Arbeiten Sie mit langen streichenden Bewegungen, damit die ätherischen Düfte gut über Haut und Atemwege aufgenommen werden können.

Manuka

Leptospermum scoparium – ein pflanzliches Antibiotikum

Element: Luft, Wasser, Erde, Feuer

Pflanze und Wirkung

Das aus Neuseeland stammende Manukaöl wurde zusammen mit dem ihm verwandten Teebaumöl bekannt. In die gleiche Familie gehören auch Kanuka, Cajeput und Niaouli. Wie alle diese Gewächse zeichnet sich auch das in seiner Heimat als uraltes Volksheilmittel geschätzte Manukaöl durch seine extrem starke keimtötende Wirkung gegenüber Bakterien, Viren und sogar Pilzen aus. Manukaöl bekämpft die Krankheitserreger Staphylokokken und Streptokokken noch wirksamer als Teebaumöl. Dieses natürliche Antibiotikum empfiehlt sich bei bakteriellen und Pilzinfektionen, Akne, Ekzemen und Zahnfleischentzündungen.

Duftkombination

Mischen Sie Manuka in der Duftlampe mit Ylang-Ylang, Rose, Geranie und Zitrusdüften. Teebaumöle ergänzen die antibakterielle und antimykotische Heilwirkung von Manuka.

Melisse

Melissa officinalis – das Universalkraut gegen Stress

Element: Luft
Herzchakra
Farbe: grünrot

Pflanze und Wirkung

Die Melisse ist eines der ältesten und wissenschaftlich am besten erforschten Pflanzenheilmittel. Seine Heilkraft ist schon seit über 1000 Jahren bekannt. Bei uns wird die Pflanze mit ihrem zitronigen, sonnig-warmen Duft als Antistressmittel geschätzt. Es hilft nicht nur bei seelischen Stresssymptomen wie Kopfweh, Schlaflosigkeit und Nervosität, sondern auch bei stressverursachten körperlichen Beschwerden: bei Magen-Darm-Problemen ebenso wie bei Menstruationskrämpfen oder Herzbeschwerden.

Achtung

Melissenöl kann sensible Haut irritieren. Nicht in der Schwangerschaft anwenden.

Duftkombination

Melissenöl wirkt gegen Allergien. In der Duftlampe harmoniert es mit Rose, Neroli, Geranie, Lavendel und Myrte.

Anwendungen von Manukaöl

Körperöl
Wenn Sie Ihren Organismus gegen Grippe und Erkältung wappnen wollen, hilft dieses das Immunsystem aufbauende Öl: 7 Tropfen Manuka, 7 Tropfen Kanuka, 6 Tropfen Zitrone auf 50 Milliliter Macadamianuss- und 50 Milliliter Hanföl. Massieren Sie damit bei Ansteckungsgefahr täglich den Körper – z. B. nach dem Duschen.

Inhalation
Bei Husten und Schnupfen: 1 Tropfen Manuka, 1 Tropfen Kanuka, 1 Tropfen Niaouli in eine Schüssel mit heißem Wasser geben. 2-mal täglich mindestens 5 Minuten lang inhalieren.

VORTEIL
Manukaöl gehört zu den wenigen ätherischen Ölen, die weder Haut noch Schleimhäute reizen.

Anwendungen von Melissenöl

Melissengeist
Der in Alkohol gelöste Melissengeist ist ein sehr wirksames Naturheilmittel. Verwenden Sie es zur Einnahme bei Nervosität, Unruhe und Schlafstörungen und als belebende Einreibung gegen Kopfschmerzen. Gibt es fertig in Drogerien und Supermärkten.

Badezusatz
Ein wunderbar duftendes Entspannungsbad, das Alltagsstress wegschwimmen lässt: 5 Tropfen Melisse mit 2 Esslöffeln Sesamöl mischen und in die Wanne geben.

Aromamassage
Aromatherapeuten benutzen Melisse als »Herzöl«, um Mitgefühl zu wecken: 2 Tropfen Melisse auf 1 Esslöffel Jojobaöl zur Massage des Herzchakras.

Mimose

Acacia decurrens – Trost und Halt für zart besaitete Menschen

Element: Wasser
Herzchakra
Farbe: gelb

Pflanze und Wirkung

Mimosenbäume sind klassische Frühlingsblüher. Beim ätherischen Öl handelt es sich um ein bezaubernd warm, zart, süß und blumig duftendes Absolue, das durch Lösungsmittelextraktion entsteht. Es gilt in der Aromatherapie eher als Exot, doch zart besaitete Naturen schätzen dieses Aroma sehr als Nervenbalsam. Bei Verschlossenheit und seelischer Verhärtung weicht die Mimose Blockaden auf und ermutigt, Vertrauen zu schöpfen.

Achtung

Ätherisches Mimosenöl nicht einnehmen. Es könnte Lösungsmittelspuren enthalten.

Duftkombination

Die Mimose harmoniert mit dem Duft von Benzoe siam, Sandelholz, Ylang-Ylang und anderen Blütendüften.

Minze

Gattung Mentha – Mittel für Kopf, Nerven, Atemwege und Unterleib

Element: Luft
Stirnchakra

Pflanze und Wirkung

Minzen, von denen es weltweit etwa 20 Sorten gibt, spielten bereits in der griechischen Mythologie eine Rolle. In der Aromatherapie benutzt man vor allem die Acker- oder Japanminze wegen ihrer schleimlösenden Wirkung auf die Atemwege, die Spearmint oder Grüne Minze zum Aromatisieren von Kaugummi oder Zahnpasta und die Nanaminze gegen Angst, Niedergeschlagenheit und Unruhe. Alle Sorten haben darüber hinaus folgende Eigenschaften: Sie sind antiseptisch und helfen bei Magen- und Darmschmerzen, Menstruationskrämpfen, Erkältungen, Prellungen, Muskelkater und Kopfschmerzen.

Achtung

Minzöl ist nicht für Kinder, Schwangere und während einer homöopathischen Behandlung geeignet.

Duftkombination

Minze harmoniert gut mit Zitrone, Limette, Melisse, Lemongras und Grapefruit.

Anwendungen von Mimosenöl

Duftlampe
Wenn Sie in Zeiten innerer Unsicherheit zu starken Gefühlsschwankungen tendieren, kann dieser Raumduft Ihre Psyche wieder ins Lot bringen. Er wirkt sogar leicht aphrodisierend: 3 Tropfen Mimose, 2 Tropfen Sandelholz, 1 Tropfen Ylang-Ylang.

Badeöl
Eine gute Idee, wenn Sie gerade Streit mit Ihrem Partner hatten, wenn die Nerven mit Ihnen durchgingen oder Sie aus irgendwelchen Gründen entstandene Gefühlswogen wieder glätten mögen: Lassen Sie die Gefühlswallungen einfach wegschwimmen – mit einem Badeöl aus 3 Tropfen Mimose, 5 Tropfen Sandelholz und 2 Tropfen Benzoe auf 2 Esslöffel Mandelöl.

Anwendungen von Minzöl

Soforthilfe
Minzöl ist ein gutes Notfallmittel bei Schwindel, Schwäche und drohender Ohnmacht. Tropfen Sie in solchen Fällen 3 Tropfen auf ein Taschentuch, und atmen Sie den Duft tief ein.

Kopfschmerzen
Eine wissenschaftliche Versuchsreihe hat jüngst gezeigt, dass Minzöl bei Kopfschmerzen genauso gut wirkt wie Kopfschmerztabletten. 1 bis 2 Tropfen unverdünntes Minzöl auf Stirn und Schläfen massieren. Aber Vorsicht: Bitte nicht in die Augen bringen. Minzöl reizt Haut und Schleimhäute!

Massageöl
Gegen Muskelkater, Prellungen oder Gelenkbeschwerden hilft diese Ölmischung: 10 Tropfen Minze auf 50 Milliliter Mandelöl. Sie ist dabei gleichzeitig angenehm kühlend.

Moschuskörner

Hibiscus abelmoschus – der pflanzliche Moschusduft

Element: Erde
Bauchchakra
Farbe: braunrot

Pflanze und Wirkung

Moschuskörneröl entsteht durch Destillation der Samen aus den Blüten einer Hibiskuspflanze. Es ist der pflanzliche Ersatz für den begehrten Moschusduft, der aus den Drüsen des Moschusochsen gewonnen wird. Leider ist diese Tierart vom Aussterben bedroht, echtes Moschusöl ist unbezahlbar geworden. Moschuskörneröl duftet süßlich, blumig und verleiht Parfüms, Körperölen und Bademischungen eine sinnliche Note.

Hinweis

Die meisten industriell hergestellten Moschusparfüms enthalten synthetische Moschusduftstoffe.

Duftkombination

Moschuskörneröl passt zu Jasmin, Ylang-Ylang, Rose, Tonka, Geranie, Zitrone, Kreuzkümmel, Sandelholz, Bergamotte, Limette und Koriander.

Muskatellersalbei

Salvia sclarea – Pflanze mit rauschähnlicher Wirkung

Element: Wasser, Luft, Erde
Stirnchakra
Farbe: blau

Pflanze und Wirkung

Diese altbekannte Heilpflanze ist nicht nur wegen ihrer beruhigenden und krampflösenden Wirkung auf Atemwege, Verdauung und weibliche Organe bekannt, sondern mehr noch wegen ihres berauschenden Effekts. Muskatellersalbei kann euphorische Gefühle erzeugen und Menschen helfen, denen das geistige Abschalten schwer fällt oder die oft von negativen Gedanken geplagt werden. Er ist auch ein bewährter Helfer bei Angst. Der ungewöhnliche würzige Duft harmonisiert durch seine östrogenähnlichen Substanzen Zyklusprobleme.

Achtung

Dieses Öl muss sparsam dosiert werden, weil es leicht halluzinogen wirkt. Nicht zusammen mit Alkohol verwenden.

Duftkombination

Mischen Sie mit Bergamotte, Geranie, Lavendel oder Sandelholz.

Moschuskörner-/Muskatellersalbeiöl

Anwendungen von Moschuskörneröl

Duftlampe Moschuskörneröl ist ein erotisierender Duft, der bei Gefühlskälte erwärmend und bei sexueller Lustlosigkeit stimulierend wirkt. In der Duftlampe entfaltet es eine harmonisierende Wirkung auf den Geist: 3 Tropfen Moschuskörner, 2 Tropfen Jasmin, 5 Tropfen Sandelholz. Oder die Mischung »Tausendundeine Nacht«: 2 Tropfen Moschuskörner, 2 Tropfen Elemi, 2 Tropfen Cananga, 2 Tropfen Myrrhe, 2 Tropfen Patschuli, 2 Tropfen Sandelholz.

Parfümöl Wenn Sie selbst ein Parfüm mit Moschuskörneröl mischen, müssen Sie es wegen des intensiven Dufts vorsichtig dosieren. Es entwickelt erst verdünnt sein sinnliches, warm-süßes Aroma.

Anwendungen von Muskatellersalbeiöl

Duftlampe Muskatellersalbeiöl ist die ideale Duftsubstanz zur Unterstützung von Traumreisen, Trancesitzungen und Hypnotherapie: 7 Tropfen in die Aromaschale.

Massageöl Die geistig sehr tief entspannende und leicht aphrodisierende Wirkung des Muskatellersalbeis kann gestressten Paaren dabei helfen, sich in einer gelösten Atmosphäre einander zuzuwenden. Für eine Partnermassage eignet sich dieses Rezept: 8 Tropfen Muskatellersalbei, 2 Tropfen Rose, 5 Tropfen Sandelholz auf 50 Milliliter Macadamianussöl.

Kompressen Bei Menstruationsschmerzen: 5 Tropfen Muskatellersalbei und 3 Tropfen Majoran in einer Schüssel mit warmem Wasser vermengen, ein Tuch eintauchen und auf den Bauch legen.

Muskatnuss

Myristica fragrans – halluzinogen, wärmt und stimuliert von innen

Element: Feuer
Farbe: grün

Pflanze und Wirkung

Das ätherische Öl der Muskatnuss ist ein wärmendes, anregendes Gewürzöl, das schon lange auch als bewusstseinsverändernde Droge dient. In richtiger Dosierung kann es sehr gut zu Entspannung und geistiger Klarheit verhelfen. Man sagt dem Öl sogar nach, dass es, bei Nacht in der Aromalampe verwendet, die Träume positiv beeinflusst. Die körperlich wärmende Wirkung von Muskatnussöl ist der des Zimtöls sehr ähnlich. Es hilft bei Muskelschmerzen und Rheuma, außerdem stärkt es bei Erschöpfung und Kreislaufproblemen. Als Mittel gegen Koliken, Blähungen, Übelkeit und Durchfall wird es ebenso verwendet.

Achtung

Schwangere und Kinder dürfen das Öl keinesfalls verwenden.

Duftkombination

Der würzige Duft der Muskatnuss entfaltet sich gut in Kombination mit Orange oder Sandelholz.

Myrrhe

Commiphora myrrha – zur Meditation und inneren Reinigung

Element: Feuer, Erde
Solarplexus, Kronenchakra
Farbe: rotbraun

Pflanze und Wirkung

Diese Essenz mit ihrem strengen, bitteren und mystisch anmutenden Duft entsteht aus dem Harz einer in der arabischen Wüste wachsenden Pflanze. Myrrheharz wurde bereits in biblischen Zeiten für zeremonielle Räucherungen benutzt. Wegen seiner antiseptischen Wirkung diente es auch zum Einbalsamieren der Toten. In der modernen Aromatherapie verwendet man die ätherische Myrrheessenz bei Wunden im Mund, bei Husten und zur Pflege reifer Haut. Myrrheöl synchronisiert die beiden Gehirnhälften und erleichtert den Zugang zur geistigen Welt.

Achtung

Nicht in der Schwangerschaft anwenden.

Duftkombination

Das weiche Aroma der Orange mildert den eigenartig strengen Myrrheduft.

Anwendungen von Muskatnussöl

Duftlampe
Muskatnussöl ist eine sehr angenehm würzige Beigabe zu winterlichen Raummischungen, weil sein Duft sehr wärmend wirkt. Ein Rezept: 2 Tropfen Muskatnuss, 2 Tropfen Zimt, 5 Tropfen Orange.

Körperöl
In Massageölen kann man Muskatnussöl sehr gut gegen Muskelschmerzen und Rheuma verwenden: 2 Tropfen Muskatnuss, 3 Tropfen Sandelholz, 2 Tropfen Orange.

VORSICHT
Muskatnussöl ist leicht giftig, halluzinogen und narkotisierend. Es kann nervöse und geistige Störungen verursachen.
Wenden Sie Muskatnussöl bitte nur selten und in der angegebenen Dosierung an.

Anwendungen von Myrrheöl

Duftlampe
Wenn Sie zu den Menschen gehören, die sich regelmäßig eine Erholungsphase zur inneren Einkehr gönnen, kann Myrrheöl diese Bemühungen unterstützen. Ein gutes Beispiel ist das Heilfasten. Während dieser Zeit streben immer mehr Menschen zusätzlich zur körperlichen Entgiftung eine innere Reinigung an. Sie machen allein Urlaub oder ziehen sich öfter mal zurück. Benutzen Sie beim Entspannen, bei Meditationen oder beim Beten dieses Rezept für die Duftlampe: 3 bis 5 Tropfen Myrrhe und 3 Tropfen Orange.

Gurgelwasser
Bei Zahnfleischentzündung und Mundgeruch: 2 Tropfen Myrrhe auf 1 Tasse Wasser, gut umrühren und regelmäßig den Mund spülen.

Myrte

Myrtus communis – für Immunsystem und Seele

Element: Luft
Stirnchakra
Farbe: blau

Pflanze und Wirkung

Der Myrtenstrauch ist ein typisches Gewächs der mediterranen Macchia. Als Symbol der Reinheit werden die Zweige dieser alten Mysterienpflanze bis heute in Brautkränzen verwoben. Ätherisches Myrtenöl entsteht durch Destillation der jungen Blätter, Zweige und Blüten des Strauches. Der frische, krautige Duft gilt als antiseptisches Mittel zur allgemeinen Immunstärkung und Behandlung von Erkältungen und Wunden. Geistig-seelisch hat Myrtenöl eine stark reinigende, klärende Kraft, die man gut in Situationen einsetzen kann, in denen es um das Loslassen von der Materie geht. Myrtenöl hat auch in der Sterbehilfe einen festen Platz.

Hinweis

Ein anderer Name für die Myrte ist Korsischer Pfeffer.

Duftkombination

Mischen Sie Myrte mit Zitrone, Zirbelkiefer, Neroli, Zypresse oder Lavendel.

Narde

Nardostachys jatamansi – harmonisiert Nerven und Organe

Element: Erde
Wurzelchakra
Farbe: grünbraun

Pflanze und Wirkung

Die Narde ist eine im Himalaja wachsende Pflanze, aus deren Wurzeln ein eigenwillig erdig-herbes ätherisches Öl gewonnen wird. Nardenöl wird schon seit Jahrhunderten für religiös-rituelle Zwecke verwandt, es schafft eine Verbindung zwischen körperlicher und geistiger Ebene und eignet sich gut für Meditationen. Anwendungsgebiete sind Schlafstörungen, Unruhe, Nervosität und emotionale Blockaden, außerdem Wunden und reifere Haut.

Hinweis

Nardenöl ist ein kostbares Öl. Man sollte es deshalb gezielt einsetzen.

Duftkombination

Das manchmal sehr herbe Nardenöl kann man gut mit dem Aroma von Orange oder Geranie ausgleichen.

Myrten-/Nardenöl

Anwendungen von Myrtenöl

Inhalation
Ein bewährtes Hausmittel bei Husten, Schnupfen und Entzündungen der Nasenneben- und Stirnhöhle: 3 Tropfen Myrte, 2 Tropfen Cajeput in eine Schüssel mit heißem Wasser geben und 2-mal täglich inhalieren.

Hautpflege
Zur Behandlung von öliger, unreiner Haut und Akne können Sie ein paar Tropfen Myrtenöl einem tonisierenden Gesichtswasser zusetzen.

Duftlampe
Wenn Kinder erkältet sind, kann Myrte den strengen Geruch von Eukalyptus ersetzen. Myrtenöl desinfiziert und reinigt die Luft nicht nur von krank machenden Mikroben, sondern auch von negativen Schwingungen. Es schenkt heitere Gelassenheit. 8 Tropfen pur genügen.

Anwendungen von Nardenöl

Hautpflegeöl
Zur Regeneration und bei Funktionsstörungen der Haut: 5 Tropfen Narde, 5 Tropfen Orange, 5 Tropfen Geranie mit 50 Milliliter Jojobaöl vermischen und regelmäßig einmassieren.

Narbenöl
Für eine bessere Wundheilung: 6 Tropfen Narde, 3 Tropfen Neroli, 3 Tropfen Myrrhe, 3 Tropfen Immortelle auf 50 Milliliter Hagebuttenkernöl. 2-mal täglich einmassieren.

Duftlampe
Dieses stark erdende, nach innen führende Wurzelaroma unterstützt entspannende, meditative Körpertherapien: 6 Tropfen Narde, 2 Tropfen Orange und 2 Tropfen Myrrhe in die Aromaschale.

Narzisse

Narcissus poeticus – inspiriert und beflügelt den Geist, heilt die Seele

Element: Wasser
Herzchakra

Pflanze und Wirkung

Die Blüten der Osterglocke, wie die Narzisse auch heißt, liefern die Substanz für das dickflüssige Narzissenabsolue, das erst durch Verdünnung seinen feinblütigen, weichen Duft entfaltet. Er beruhigt und entspannt, wirkt leicht euphorisierend und versetzt den Menschen in eine sehr weiche, gefühlvolle Stimmung. Aus diesem Grund setzen Aromatherapeuten das sehr teure Narzissenabsolue als Heilmittel zur Behandlung von Menschen mit stark verletzten Gefühlen ein, auch in Zeiten von Trauer, Kummer und Verschlossenheit. Der Duft der Narzisse ist der Duft der romantischen Gefühle. Er soll die Selbstliebe aktivieren.

Duftkombination

Narzisse harmoniert mit Bay, Benzoe, Bergamotte, Ingwer, Iris, Jasmin, Mimose, Muskat, Neroli, Orange, Rose, Sandelholz und Ylang-Ylang.

Neroli

Citrus aurantium – der Duft für Schocks und gegen Depressionen

Element: Wasser
Herz- und Bauchchakra
Farbe: orangerot

Pflanze und Wirkung

Von Neroli, dem Öl aus den Blüten des Bitterorangenbaums, sagt man, es sei der eingefangene Sonnenschein. In der Tat kann dieses natürliche Antidepressivum eine Stimmung erhellen, Ängste abbauen und die Psyche wieder für die heiteren Seiten des Lebens öffnen. Der blumig-süße Neroliduft soll auch die Regeneration der Hautzellen anregen und reife Haut verjüngen. Bei Kopfschmerzen, Schlafstörungen und nervösen Beschwerden ist Neroli ein guter Besänftiger. Als »Schocköl« kann Neroli bei der Verarbeitung schlimmer Erfahrungen helfen.

Hinweis

Um ein Kilogramm Neroliöl herzustellen, braucht man 1000 Kilogramm Blüten.

Duftkombination

Neroli können Sie mit fast allen Blütenölen mischen. Für Raumdüfte eignen sich Zitrusdüfte.

Narzissen-/Neroliöl

Anwendungen von Narzissenöl

Duftlampe
Künstler, Erfinder und alle anderen kreativ arbeitenden Menschen, die auf gute Ideen und Geistesblitze angewiesen sind, können sich mit dem Duft der Narzisse Inspirationen »holen«. 5 Tropfen der Essenz genügen als Raumduft pur vollauf.

Blütenparfüm
Einen Hauch von Frühling können Sie sich mit diesem Parfümrezept auf die Haut zaubern: 5 Tropfen Narzisse, 2 Tropfen Magnolienblüte, 2 Tropfen Rose centifolia, 4 Tropfen Sandelholz mit 10 Milliliter Jojobaöl gut durchmischen. Nach 2 Wochen Reifezeit hat Ihr Duft sein volles Aroma.

TIP
Wenn das Narzissenabsolue zu dickflüssig wird, kann man es mit Weingeist verdünnen.

Anwendungen von Neroliöl

Parfüm
Wenn Sie blumige Düfte mögen, sollten Sie Ihrem selbst gemachten Parfüm auf jeden Fall Neroli hinzufügen. Sehr schön sind Mischungen mit anderen Blütenölen und mit Sandelholz.

Schockmischung
Ein Fläschchen mit dieser Mischung können Sie für seelische Notfälle immer in der Handtasche mit sich tragen: 4 Tropfen Neroli, 3 Tropfen Rose auf 10 Milliliter Jojobaöl. Im Herzbereich, am Puls und am Sonnengeflecht auftragen.

Hautpflege
Ein Gesichtsöl für trockene, sensible Haut: 2 Tropfen Neroli auf 1 Esslöffel Jojobaöl. Sanft kreisend einmassieren. Der Duft wirkt gleichzeitig seelisch sehr entspannend.

Niaouli

Melaleuca viridiflora – ein natürliches Antiseptikum

Element: Luft
Farbe: grün

Pflanze und Wirkung

Wie der Cajeputbaum entstammt auch der Niaoulibaum der großen Familie der Myrtengewächse. Schon der eukalyptusartige Duft des aus den Blättern gewonnenen ätherischen Öls verrät, dass es sich um ein anregendes, stimulierendes Heilmittel handelt. Vor allem für Haut und Atemwege ist Niaouli ein Segen. Dieses sehr stark entzündungswidrige Öl beugt Erkältungen vor, lässt bei Nasennebenhöhlenentzündungen befreit durchatmen und ist zugleich hautfreundlich, weshalb man sehr gut damit Wunden reinigen und Furunkel und Akne behandeln kann.

Duftkombination

Der frische Duft von Niaouli verträgt sich gut mit Zitrone, Lemongras, Litsea, Limette, Verbena, Myrte und Ysop.

Olibanum (Weihrauch)

Boswellia thurifera – zum Beten, Meditieren und zum tiefen Atmen

Element: Feuer, Erde
Kronenchakra
Farbe: grünbraun

Pflanze und Wirkung

In der großen arabischen Wüste, dem »toten Viertel« Arabiens, gedeiht der Weihrauchstrauch, dessen Harz seit Jahrhunderten in vielen Kulturen als Räucherwerk für religiöse Zeremonien dient. Da das aus dem Harz gewonnene ätherische Öl gleichzeitig den Atem vertieft und den Geist klärt und zentriert, schafft es die ideale Voraussetzung zum Beten und Meditieren. Olibanumöl hat den Ruf, das Materielle und Feinstoffliche verbinden zu können. Es besitzt aber auch ganz profane Heilwirkungen, z.B. auf die reife, trockene oder unreine Haut und auf Wunden. Auch Atemwegserkrankungen wie Asthma, Bronchitis und Schnupfen sind Anwendungsgebiete des ätherischen Öls.

Duftkombination

Olibanum kann man insbesondere mit Myrrhe, Orange, Zitrone, Muskatellersalbei und Lavendel mischen. Zusammen mit Davana, Jasmin und Rose verleiht es Parfüms eine aparte Note.

Niaouli-/Olibanumöl

Anwendungen von Niaouliöl

Duftlampe
Wenn Sie sich und Ihre Angehörigen bei Erkältungsgefahr vor Ansteckung schützen wollen, hilft ein Raumduft mit Niaouli. Dieses ätherische Öl tötet Viren und Bakterien in der Luft. Geben Sie 6 Tropfen Niaouli, 2 Tropfen Myrte und 2 Tropfen Ysop in die Aromaschale.

Inhalation
Ist der Schupfen hartnäckig und hat er sich vielleicht schon in den Nasennebenhöhlen festgesetzt, empfiehlt sich als klassisches Hausmittel die 2-mal tägliche Dampfinhalation. Folgende Mischung ist optimal: 3 Tropfen Niaouli, 2 Tropfen Teebaum in 1 Liter heißem Wasser tief inhalieren.

Anwendungen von Olibanumöl

Inhalation
Wegen seiner gleichzeitig stark antiseptischen und lungenwirksamen Kraft ist Olibanumöl eine der wichtigsten Heilessenzen für Atemwegsinfekte. Zum Inhalieren: 2 Tropfen Olibanum und 2 Tropfen Zitrone auf einen Topf mit heißem Wasser.

Gesichtsöl
Das nährt reife Haut: 3 Tropfen Olibanum, je 2 Tropfen Rosenholz, und Linaloe auf 30 Milliliter Jojobaöl.

Duftlampe
Wenn Sie das intensive erdige, harzige Olibanum zum ersten Mal als Meditationsduft ausprobieren, beginnen Sie mit 3 Tropfen pur. Eine festliche Atmosphäre kreieren Sie mit 3 Tropfen Olibanum und 3 Tropfen Rose.

VORSICHT
Nicht in der Schwangerschaft anwenden. Es könnte zu einer Ohnmacht führen.

Orange, süß

Citrus sinensis – das Sonnenaroma gegen Depression und für die Haut

Element: Luft, Wasser
Herzchakra
Farbe: orange

Pflanze und Wirkung

Das Öl aus der Schale der Süßorange ist eines der beliebtesten und am einfachsten zu handhabenden Aromaöle – ein optimales »Einsteigeröl« also. Orangenwasser oder -tee war schon bei den alten Römern ein Hausmittel gegen Verdauungsprobleme und den Kater am Morgen danach. Auch das ätherische Öl wird heute von Aromatherapeuten gegen Magen-Darm-Beschwerden empfohlen. Häufiger verwendet man es jedoch zur Hautpflege und zur Massage bei Bindegewebsschwäche. Seelisch ist Süßorangenöl ein klassisches Antidepressivum.

Duftkombination

Süßorange passt gut zu Honig, Jasmin, Koriander, Muskat, Neroli, Olibanum, Patschuli, Petitgrain, Thymian, Vanille, Nelke oder Zimt.

Oregano

Origanum vulgare – ein starkes Antiseptikum

Element: Erde (psychisch), Feuer (physisch)
Solarplexus
Farbe: grün

Pflanze und Wirkung

Oregano, auch »wilder Majoran« genannt, ist mit dem Echten oder Gartenmajoran eng verwandt und wächst wild in den warmen Mittelmeerländern. Vor allem die südeuropäische Küche ist von diesem äußerst beliebten Gewürzkraut geprägt. Das ätherische Öl aus Oregano ist allerdings mit Vorsicht zu genießen. Es gehört zwar zu den stark antiseptischen Aromamitteln mit guter Wirkung auf Infektionen, Magen und Appetit, trotzdem gibt es hierfür bessere Alternativen.

Duftkombination

Das Oreganoöl ergibt interessante Mischungen für die Duftlampe, wenn Sie es mit anderen Gewürzölen kombinieren. Probieren Sie die ätherischen Öle von Basilikum, Estragon, Dill, Koriander, Lorbeer, Majoran oder Schwarzem Pfeffer. Geben Sie aber bitte nie mehr als 3 Tropfen Oreganoöl in die Mischung (siehe Warnhinweis rechte Seite).

Süßorangen-/Oreganoöl

Anwendungen von Süßorangenöl

Duftlampe
Eine winterliche Wohlfühlmischung: 6 Tropfen Orange, 2 Tropfen Nelke, 1 Tropfen Zimt. Ein herzöffnender Duft: 6 Tropfen Orange, 2 Tropfen Neroli, 1 Tropfen Ylang-Ylang. Für Kinder zum Einschlafen: 5 Tropfen Orange, 2 Tropfen Honigessenz in die Duftlampe.

Massageöl
Für strafferes Bindegewebe: 10 Tropfen Orange, 6 Tropfen Zypresse, 4 Tropfen Wacholder mit 50 Milliliter Trägeröl mischen.

VORSICHT
Orangenöl wirkt phototoxisch. Wenn Sie Ihre Haut damit behandelt haben, dürfen Sie erst einige Stunden später ein Sonnenbad nehmen.

Anwendungen von Oreganoöl

Aromaküche
Aus dem ätherischen Öl des wilden Majorans können Sie schnell und einfach ein aromatisches Würzöl zubereiten. Es ist ein guter Ersatz, wenn Sie gerade keinen frischen Kräuter im Haus haben: 10 Tropfen Oregano mit 100 Milliliter Sonnenblumenöl verschütteln und sparsam dosiert Salaten, Fleischgerichten oder Saucen hinzufügen.

VORSICHT
Ätherisches Oreganoöl fördert den Eintritt der Monatsblutung und sollte deshalb nicht in der Schwangerschaft angewandt werden. Außerdem reizt es Haut und Schleimhäute, weshalb es als Zusatz in Hautölen und Inhalationen nicht infrage kommt. Selbst bei längerer äußerlicher Anwendung kann es giftig wirken. Ein guter Ersatz ist das deutlich mildere Öl des Echten Majorans.

Palmarosa

Cymbopogon martini – Hautpflegeöl mit Rosenduft

Element: Wasser

Pflanze und Wirkung

Palmarosa ist ein tropisches Duftgras aus derselben Familie wie Lemongras und Zitronellgras. Der blütig-würzige und süßliche Duft des preiswerten und ergiebigen ätherischen Öls ähnelt ein wenig dem Aroma der Rose. Wegen seines angenehmen Dufts und seiner antiseptischen und schweißregulierenden Eigenschaft verwendet man Palmarosaöl bei Grippe mit hohem Fieber, aber auch als Deodorant bei Körpergeruch und starkem Schwitzen. Weil es zusätzlich ein sehr hautfreundliches, hautpflegendes Öl ist, wird es häufig als milder Zusatz in Ölen zur täglichen Pflege empfindlicher Haut verwendet.

Hinweis

Palmarosaöl wird vor allem in der Türkei oft dazu benutzt, das sehr teure türkische Rosenöl zu strecken oder ganz zu ersetzen.

Duftkombination

Palmarosa verträgt sich gut mit Zitrone, Vetiver und Blütendüften.

Patschuli

Pogostemon patchouli – hilft der Haut, stärkt das Selbstvertrauen

Element: Erde
Wurzel- und Bauchchakra
Farbe: schwarz, braun

Pflanze und Wirkung

Die Blätter des in Südostasien heimischen Patschulistrauchs liefern die Substanz für diesen erdigschweren, modrig-süßen, sehr exotischen Duft. Patschuliöl wirkt antiseptisch und ist wundheilend, hautfreundlich und pilztötend und deshalb ein ausgezeichnetes Hautpflegemittel für rissige, entzündete und reife Haut, auch bei Pilzbefall. Viele Menschen schätzen die psychische Wirkung von Patschuli: Es ist ein Entschlossenheit und Kraft spendender Duft, der Mut macht, neue Wege zu gehen, und Zufriedenheit und Sicherheit vermittelt.

Hinweis

Um eine aphrodisierende Wirkung zu entfalten, muss Patschuliöl stark verdünnt werden.

Duftkombination

Für exotische Raumdüfte mischen Sie Patschuli mit Jasmin, Neroli und anderen Blütenölen.

Anwendungen von Palmarosaöl

Duftlampe — Als Raumduft entfaltet Palmarosaöl sehr gut seine entspannende und zugleich stimulierende Wirkung auf Seele und Gemüt. Es harmonisiert die Psyche, indem es Stress abbaut, bei Müdigkeit anregt und bei Lustlosigkeit und Depression aufbaut. Eine heiter stimmende Mischung: 4 Tropfen Palmarosa, 2 Tropfen Rosengeranie, 1 Tropfen Zitrone. Den Duft einer Frühlingswiese bringt Ihnen: 3 Tropfen Palmarosa, 2 Tropfen Bergamotte, 2 Tropfen Lemongras, 2 Tropfen Latschenkiefer, 2 Tropfen Veilchenblätter und etwas Zitronellaspray.

Gesichtsöl — Bei sensibler Haut: 5 Tropfen Palmarosa, 2 Tropfen Rose, 3 Tropfen Myrrhe auf 20 Milliliter Macadamianussöl und 20 Milliliter Jojobaöl.

Anwendungen von Patschuliöl

Haut-Heilöl — Ein Badeöl für Neurodermitiker, das die Haut beruhigt und den Juckreiz stillt: 8 Tropfen Patschouli zusammen mit 200 Milliliter Molke in nicht zu heißes Badewasser geben. Badedauer: 20 Minuten.

Schnellinhalation — Ein sofort wirksames Mittel, wenn Sie sich müde und kraftlos fühlen und einen Energieschub brauchen: 1 oder 2 Tropfen Patschuli in die Handinnenflächen geben, verreiben und einige Male tief inhalieren.

Wäscheduft — Wegen seiner anhaltenden Duftwirkung benutzt man Patschuli gern als Wäscheduft: Einige Tropfen auf Löschpapier oder Duftsteinen im Wäscheschrank verteilen.

Petitgrain

Citrus bigaradia – klärt die Gefühle, wirkt antidepressiv

Element: Luft
Farbe: gelbgrün

Pflanze und Wirkung

Früher wurde Petitgrain, übersetzt »kleiner Same«, aus den unreifen Früchten einiger Zitrusbäume gewonnen. Heute nimmt man dafür die Blätter und Zweige von Orangen-, Zitronen- oder Mandarinenbäumen. Das ätherische Petitgrainöl duftet frisch, fruchtig mit einer klaren Ausstrahlung. Es wirkt beruhigend, antidepressiv und stärkt die Konzentration.

Hinweis

Vor allem das ätherische Öl aus der Bitterorange (Petitgrain bigarade) ähnelt in der Wirkung dem ziemlich teuren Neroliöl. Man kann es gut stattdessen in der Duftlampe verwenden.

Duftkombination

Petitgrain passt zu Rosmarin, Lavendel, Geranie, Grapefruit, Limette, Bergamotte und Neroli.

Pfefferminze

Mentha piperita – schnell wirkendes entkrampfendes Mittel

Element: Luft
Stirn- und Kronenchakra

Pflanze und Wirkung

Die Pfefferminze wächst überall auf der Welt. Ihr ätherisches Öl ist ein sehr schnell wirkendes Universalmittel und gehört deshalb in jede Hausapotheke. Es hilft bei psychischem Schock und drohender Ohnmacht ebenso wie bei Kopfschmerzen, Erkältungen und Grippe.

Seine entkrampfenden, schmerzstillenden Substanzen wirken außerdem bei Magen-Darm-Beschwerden, Muskelkater, Hexenschuss und Prellungen.

Achtung

Bei Heuschnupfen, während der Schwangerschaft, bei Kindern unter sechs Jahren und während einer homöopathischen Behandlung sollte man Pfefferminzöl nicht anwenden. Zu hoch dosiert kann es auch bei Erwachsenen zu Schwindel und Übelkeit führen. Nicht abends nehmen, sonst drohen Einschlafschwierigkeiten.

Duftkombination

Eine Antigrippemischung ergibt sich mit Majoran und Lavendel, gut mischbar sind auch Eukalyptus, Rosmarin und Grapefruit.

Anwendung von Petitgrainöl

Duftlampe — Wenn Sie einen anregenden, geistig stärkenden und erfrischenden Raumduft suchen, der die Konzentrationsfähigkeit bei geistiger Arbeit unterstützt und dabei hilft, klare Gedanken zu fassen, ist diese Mischung ideal: 6 Tropfen Petitgrain und 3 Tropfen Grapefruit. Lassen Sie die Duftlampe aber höchstens 2 Stunden lang brennen, sonst kann sich der wohltuende Effekt leicht umkehren. Wenn Sie Aromaöle zu hoch dosiert oder zu lange eingeatmet haben, sagt Ihnen das Ihr Körper. Der Duft ist Ihnen dann einfach zu viel, oder es wird Ihnen sogar übel. Petitgrainöl hilft auch nach einem Schock: Einfach das geöffnete Fläschchen unter die Nase halten.

Anwendungen von Pfefferminzöl

Duftlampe — Sehr wirksam bei Erkältung, Heiserkeit, Kopfschmerzen: 5 Tropfen Pfefferminze.

Wadenwickel — Bei Fieber und Erkältung: 5 Tropfen Pfefferminze in 2 Esslöffeln Weingeist lösen und in eine Schüssel mit kaltem Wasser geben. Damit Tücher für Wadenwickel tränken.

Erste Hilfe — Bei drohender Ohnmacht und Übelkeit: Die Ölflasche direkt unter die Nase halten und den Duft einatmen.

Mundhygiene — Bei Zahnfleischentzündungen: 3 Tropfen Pfefferminze und 1 Teelöffel Propolistinktur in 250 Milliliter warmem Wasser lösen und gurgeln. Bei Zahnschmerzen: Ein paar Tropfen pur auf einen Wattebausch geben und direkt auflegen.

Pfeffer, schwarz

Piper nigrum – wärmend bei seelischer und körperlicher Kälte

Element: Feuer
Bauchchakra

Pflanze und Wirkung

Das ätherische Öl aus dem Schwarzen Pfeffer entsteht durch Destillation der Samen des Pfefferstrauchs. Es hat stark wärmenden Charakter auf allen Ebenen, wirkt krampflösend und entzündungswidrig und hilft bei Husten, Schnupfen, Heiserkeit ebenso wie bei kalten Füßen, Rheuma und Muskelkater. Wegen seiner verdauungsfördernden Eigenschaft verwendet man es auch bei Magenverstimmungen. Wenn den Menschen innerlich fröstelt, beispielsweise aus Enttäuschung, Ängstlichkeit und Schüchternheit oder bei Depressionen, kann dieses Öl Wärme, Mut und Energie schenken.

Achtung

Pfefferöl ist toxisch und hautreizend. Laien sollten es nur in der Duftlampe oder in der hier angegebenen Dosierung benutzen. Nicht bei Kindern anwenden.

Duftkombination

Pfefferöl mischt sich gut mit Muskat, Koriander und Wacholder. Achtung: Wenn Sie mit Muskatnussöl kombinieren, sollten Sie vorher auch die Warnhinweise bei diesem Öl nachlesen.

Ravensara

Ravensara aromatica – gut duftendes Hautpflegeöl

Element: Luft

Pflanze und Wirkung

Der Ravensarabaum wächst auf Madagaskar. Aus seinen Blättern wird durch Wasserdampfdestillation das intensiv krautig, angenehm frisch und etwas eukalyptusähnlich duftende Ravensaraöl gewonnen. Es wirkt gut antiseptisch und dient vielen Aromatherapeuten zur Reinigung der Luft von krank machenden Viren und Bakterien. In Zeiten erhöhter Ansteckung kann man es in der Duftlampe zu Hause verwenden, es ist auch ein guter Raumduft für Krankenhäuser oder Seniorenheime.

Duftkombination

Ravensaraöl hat in seinem Duft eine leichte Note von Anis, Kardamom und Gewürznelke. Man kann es in der Duftlampe deshalb sehr gut mit dem würzigen Kardamom und mit Nelkenöl mischen.

Schwarzer-Pfeffer-/Ravensaraöl

Anwendungen von Schwarzer-Pfeffer-Öl

Duftlampe
Ein ebenso stimulierender wie stärkender Raumduft, der Körper, Geist und Seele von innen heraus wärmt:
3 Tropfen Pfeffer, 2 Tropfen Ingwer, 3 Tropfen Myrte und 2 Tropfen Gewürznelke in die Aromaschale.

Badeöl
Ein Badezusatz, der vor Erkältung schützt, müde Geister munter macht und bei niedrigem Blutdruck den Kreislauf ankurbelt: 2 Tropfen Pfeffer, 4 Tropfen Wacholder, 5 Tropfen Lavendel mit einigen Esslöffeln Sahne vermischen und ins Wasser geben. Wenn Sie folgendem Rezept für ein entspannendes Massageöl 3 Tropfen Pfefferöl beigeben, machen Sie es doppelt wirksam: 3 Tropfen Bergamotte, 3 Tropfen Lavendel, 8 Tropfen Sandelholz, 5 Tropfen Kamille mit ein wenig Jojobaöl. Bei Frostbeulen im Winterurlaub hilft ein Massageöl, das je 3 Prozent Majoran- und Pfefferöl enthält.

Anwendungen von Ravensaraöl

Duftlampe
Zur Reinigung der Luft und zur Desinfektion von Zimmern, in denen sich kranke Menschen aufhalten, geben Sie 6 Tropfen Ravensara zusammen mit 3 Tropfen Myrte in die Aromaschale.

Aromakosmetik
Ravensara hat zwei Eigenschaften, die es für kosmetische Anwendungen interessant machen: Es besitzt einen äußerst angenehmen, unaufdringlichen Duft und ist, anders als viele andere antiseptisch wirkende Öle, hautfreundlich. Für Massageöle, Duftbäder, Cremes und Salben können Sie es mit Rose oder Orange mischen.

Rose centifolia

Rosa centifolia – Aroma für Herz und Gefühl, Haut und Seele

Element: Wasser
Herzchakra
Farbe: rot, rosa

Pflanze und Wirkung

Die Rose, Königin der Blumen, ist ein sehr altes Symbol der Liebe und der Verehrung zwischen Mann und Frau, aber auch den Göttern gegenüber. Das Öl der Rose hat den wohl vielseitigsten und vielschichtigsten Duft und eine ebenso umfassende Heilwirkung auf Körper und Seele. Die Sorte centifolia wird heute hauptsächlich in Nordafrika und Frankreich angebaut und wegen ihrer Fülle des Dufts gern Parfüms und Körperölen zugesetzt. Körperlich tonisiert und heilt Rosenöl vor allem die weiblichen Geschlechtsorgane. Seelisch wirkt sein weiblicher Duft stark auf Depressionen. Er öffnet allgemein das Herz und wirkt aphrodisierend.

Duftkombination

Rose verbindet sich gut mit Neroli, Lavendel, Sandelholz, Jasmin und Melisse.

Rose damascena

Rosa damascena – für tiefe Zuneigung und Mitgefühl

Element: Wasser
Herzchakra
Farbe: rot, rosa

Pflanze und Wirkung

Das Öl der Damaszener Rose kommt meist aus der Türkei oder aus Bulgarien. Bulgarisches Rosenöl ist eine edle Rarität – das feinste und teuerste Rosenöl, das noch reichhaltiger duftet als das türkische. Die Damaszener-Rosen-Essenz wirkt besonders antiseptisch und wundheilend und ist gleichzeitig eines der Öle mit der geringsten Giftigkeit – eine ideale Essenz für Babypflege, Schwangerschaft und Geburt. Geistig-Seelisch ist dieses Öl eines der schönsten Geschenke der Natur. Es heilt emotionale Wunden, öffnet für Liebe und Menschlichkeit und verhilft zu tiefer Zuneigung und zum Verzeihen.

Hinweis

Rosenöl gehört zu den »heiligen Ölen«. Bei Geburten und bei der Sterbebegleitung ist es eine der wichtigsten Essenzen.

Duftkombination

Es empfehlen sich die oben genannten Duftverbindungen.

Rose-centifolia-/Rose-damascena-Öl

Anwendungen von Rose-centifolia-Öl

Raumduft
Bereits 1 oder 2 Tropfen Rosenöl in der Aromaschale reichen aus, um die Atmosphäre eines ganzen Raums zu verzaubern. Der herzöffnende Duft der Rose ist einfach unübertroffen.

Liebesöl
Steigern Sie Ihre Liebesfähigkeit und Sinnlichkeit durch eine Partnermassage mit diesem Hautöl. Es führt Mann und Frau zueinander, baut sexuelle Ängste und Spannungen ab und hilft Beziehungsprobleme lösen: 4 Tropfen Rose, 5 Tropfen Sandelholz, 1 Tropfen Ylang-Ylang in 50 Milliliter Macadamianussöl geben. Massieren Sie sich wechselseitig mit langen Streichbewegungen, damit das Aroma über Haut und Atemwege wirken kann.

Anwendungen von Rose-damascena-Öl

Duftlampe
Rosenöl ist ein ausgezeichnetes Hilfsmittel für die spirituell-geistige Entwicklung und deswegen sehr gut für Meditation, Besinnung und Gebet geeignet. Mischen Sie hierfür 2 Tropfen Rose und 2 Tropfen Myrrhe.

Babyöl
Für die Babypflege geben Sie 1 Tropfen Rose in 50 Milliliter Mandelöl. Regelmäßige Massagen damit sind ein wunderbarer Start in diese Welt und beruhigen unruhige Babys.

Rosenwasser
Rosenwasser, auch Rosenhydrolat genannt, ist ein Nebenprodukt der Destillation, das man fertig kaufen kann. Es eignet sich sehr gut unverdünnt als Gesichtswasser, für Gesichtskompressen und zur Behandlung müder oder entzündeter Augen.

Rosmarin

Rosmarinus officinalis – wärmend und stark durchblutungsfördernd

Element: Feuer (körperlich), Luft (geistig)
Solarplexus
Farbe: rot, gelb

Pflanze und Wirkung

Der schon in der Antike bekannte Rosmarin war jahrhundertelang die Pflanze für rituelle, reinigende Räucherungen. Heute schätzt man die wärmende, stark belebende und durchblutungsfördernde Kraft dieser mediterranen Heil- und Gewürzpflanze in Küche, Medizin und Kosmetik. Ätherisches Rosmarinöl wirkt stark anregend auf Kopf, Herz und Kreislauf, hilft beim Abbau von Lymphstau und Ödemen und ist ideal für Sportmassagen und zur Einreibung bei Rheuma, Gicht und Muskelschmerzen. Geistig-seelisch aktiviert die Essenz die »Ichkräfte«: Sie stärkt die Durchsetzungskraft.

Duftkombination

Rosmarin verträgt sich gut mit Minze, Bergamotte, Basilikum, Wacholder, Zirbelkiefer und Zedernholz.

Salbei

Salvia officinalis – für Hals und Kehle, Stimme und Sprache

Element: Luft
Kehlchakra
Farbe: grün

Pflanze und Wirkung

Diese altbekannte Heil- und Küchenpflanze symbolisiert Kraft, Vitalität und langes Leben. Sie hat einen besonderen Bezug zu Hals, Kehle, Stimme und im übertragenen Sinn auch zu den Themen »Ausdruckskraft« und »Kommunikation«. Ätherisches Salbeiöl ist ein bewährtes Hausmittel bei Husten und Heiserkeit, Zahnfleischentzündung oder Asthma. Durch seine östrogenähnliche Wirkung kann es auch den weiblichen Zyklus regulieren.

Warnhinweis

Epileptiker und Schwangere dürfen Salbeiöl auf keinen Fall verwenden. Das ätherische Öl der Sorte Salvia officinalis enthält bis zu 60 Prozent giftiges Thujon. Weichen Sie für Massageöle und Inhalationen auf die Sorte Salvia triloba oder Salvia lavandulifolia aus.

Duftkombination

Salbei passt zu Lavendel spica, Schopflavendel, Rosmarin und Zitrusölen.

Anwendungen von Rosmarinöl

Sportmassage	Öl, um die Muskeln vor dem Sport anzuwärmen: 4 Tropfen Rosmarin auf 1 Esslöffel Sesamöl.
Haarpflege	Gegen Schuppen und Haarausfall: 3 Tropfen Rosmarin mit 1 Esslöffel Mandelöl mischen und vor der Haarwäsche einmassieren.
Badeöl	Zum Aufwachen für Morgenmuffel und garantiert wirksam bei niedrigem Blutdruck: 8 Tropfen Rosmarin mit 2 Esslöffeln Mandelöl vermischen.
VORSICHT	Nicht in den ersten fünf Schwangerschaftsmonaten und bei erhöhtem Blutdruck verwenden, da durchblutungsfördernde Wirkung hier unerwünscht ist.

Anwendungen von Salbeiöl

Duftlampe	Als Raumduft können Sie unbesorgt den Salvia officinalis benutzen. 3 Tropfen hiervon und 3 Tropfen Rosmarin unterstützen innere Reinigungsprozesse.
Gurgelwasser	Für Mundspülungen und zum Gurgeln bei Hals-, Rachen- und Kehlkopfinfektionen: 3 Tropfen Salvia triloba oder lavandulifolia in etwas Essig lösen, in 1 Tasse warmes Wasser geben, verrühren und gurgeln.
Chakramassage	Manche Aromatherapeuten benutzen Salbeiöl, um das Kehlchakra anzuregen: 3 Tropfen Salvia triloba auf 1 Esslöffel Pflanzenöl einreiben.
Stärkung	Zur allgemeinen Stärkung: 2 bis 3 Tropfen Salbei auf 1 Löffel Honig 3-mal täglich.

Sandelholz

Santalum album – antidepressiver, entspannender Liebesduft

Element: Wasser, Erde
Wurzel- und Kronenchakra
Farbe: braun, rotbraun

Pflanze und Wirkung

Aus dem Kernholz der als heilig geltenden ostindischen Sandelholzbäume wird das ätherische Sandelholzöl gewonnen, das ein altes ayurvedisches Heilmittel ist. Trotz seiner unbestrittenen körperlichen Wirkung als krampflösendes, harntreibendes Antiseptikum bei Infektionen der Harnwege und Geschlechtsorgane nutzt man es überwiegend im geistig-emotionalen Bereich. Sein weicher balsamisch-süßer Duft wirkt antidepressiv und entspannend bei Angst, Unruhe, Stress und Schlaflosigkeit. Die gern in Anspruch genommene aphrodisierende Wirkung wurde wissenschaftlich belegt.

Hinweis

Bei Sandelholzöl gibt es mehrere Sorten. Achten Sie beim Kauf auf das Herkunftsland Ostindien oder auf die richtige botanische Bezeichnung.

Duftkombination

Sandelholz passt gut zu allen Holz- und Blütendüften. Man kann es sehr gut auch pur genießen.

Schafgarbe

Achillea millefolium – ein gutes Öl für Frauenprobleme

Element: Wasser
Stirnchakra
Farbe: blaugrün

Pflanze und Wirkung

Die Essenz der bei uns als Feld-, Wald- und Wiesenblume bekannten Schafgarbe ist blau. Die Farbe entsteht durch den hohen Anteil des heilenden und entzündungshemmenden Wirkstoffs Azulen. Er entfaltet seine stark krampflösende, antiseptische Heilwirkung auf der Haut, in Magen, Darm, Blase und Nieren. Zusätzlich ist Schafgarbenöl von Bedeutung, weil es unregelmäßige Zyklen harmonisieren und im Klimakterium psychisch ausgleichen kann.

Hinweis

Azulen ist auch in der Blauen Kamille enthalten.

Duftkombination

Schafgarbe passt gut zu Melisse, Muskatellersalbei, Myrte und Zitrone.

Anwendungen von Sandelholzöl

Massageöl

Für eine wohltuende Antistressmassage, die tief entspannt und eine sanfte Wärme durch den Körper fließen lässt: 12 Tropfen Sandelholz mit 2 Esslöffeln Mandelöl mischen. Dieses meditative Aroma soll seelisches Ungleichgewicht ausbalancieren. Wenn die entspannende Massage gleichzeitig gegen Falten wirken soll: 3 Tropfen Benzoe, 5 Tropfen Sandelholz, 3 Tropfen Vetiver, 5 Tropfen Weihrauch und 3 Tropfen Ylang-Ylang.

Tantrischer Duft

Sandelholz ist eine klassische Ingredienz für tantrische Liebesübungen. Es kann angeblich eine Verbindung zwischen dem Wurzelchakra (Sitz der Sexualkraft) und dem Kronenchakra (Sitz höherer Weisheit) herstellen und damit eine spirituelle Liebesenergie kreieren. Der Raumduft hierzu: 8 Tropfen Sandelholz und 2 Tropfen Rose.

Anwendungen von Schafgarbenöl

Gesichtsöl

In der Kosmetik verwendet man ätherisches Schafgarbenöl zur Behandlung unreiner, entzündeter Haut, von Akne und Bindegewebsschwäche. Mischen Sie für diese Zwecke 3 Tropfen Schafgarbe und 3 Tropfen Muskatellersalbei mit 20 Milliliter Macadamianussöl.

Massageöl

Mit diesem angenehmen krampflösenden Öl können Sie bei Menstruationsschmerzen sanft den Unterleib und die Gegend um das Kreuzbein massieren: 5 Tropfen Schafgarbe, 5 Tropfen Majoran, 4 Tropfen Muskatellersalbei mit 50 Milliliter Johanniskrautöl (Rotöl) mischen.

Schopflavendel

Lavandula stoechas – Schutz und Vorbeugung gegen Erkältung

Element: Luft
Solarplexus, Kronenchakra
Farbe: blauviolett

Pflanze und Wirkung

Der Schopflavendel ist die seltenste Lavendelart mit einem etwas strengen, krautig-herben, auch an Kampfer erinnernden Duft. Dieses ätherische Öl wirkt sehr stark keimtötend und eignet sich besonders gut zur Desinfektion und Reinigung der Luft bei erhöhter Infektionsgefahr. Schopflavendel hilft auch, Erkältungskrankheiten vorzubeugen. Auf geistig-seelischer Ebene stärkt und gleicht der Duft aus. Er beruhigt die Nerven, löst Spannungen auf und wirkt ähnlich belebend wie Riechsalz.

Manche Aromatherapeuten empfehlen das ätherische Öl des Schopflavendels auch zur Behandlung rheumatischer Beschwerden sowie bei Störungen der Blutzirkulation.

Duftkombination

Wie alle anderen Lavendelsorten harmoniert auch der Schopflavendel mit fast allen Düften, besonders gut mit den Aromen von Zitrusfrüchten, Nadelbäumen und Blüten.

Tagetes

Tagetes patula – der angenehme Blütenduft für die Haut

Element: Wasser, Erde
Farbe: orangerot

Pflanze und Wirkung

Die hübschen, bunten Tagetesblüten, die den Grundstoff für das ätherische Öl liefern, wachsen in sonnigen Gefilden in Italien, Spanien und Brasilien, wo sie mehr Aroma entfalten können. Das Öl von Tagetes mit seinem blumigen, weichen, betörend süßen und sehr sinnlichen Duft hat in erster Linie antiseptische, beruhigende und harmonisierende Wirkung, weshalb es sich sehr gut als Substanz zur Pflege der Haut eignet. Die angenehme Duftnote macht auch Körperöle, Wannenbäder und Naturparfüms zu einem Erlebnis für Sinne und Seele.

Duftkombination

Das ätherische Öl der Tagetes lässt sich mit einer ganzen Reihe von Essenzen mischen, beispielsweise mit Ylang-Ylang, Jasmin, Rose, Iriswurzel, Bergamotte, Grapefruit, Limette, Bitterorange, Römischer Kamille und Sandelholz.

Schopflavendel-/Tagetesöl

Anwendungen von Schopflavendelöl

Duftlampe

Als Raumduft bietet sich Schopflavendel für Mischungen an, weil er die Heilwirkung anderer Substanzen verstärkt. Wenn Sie sich vor Ansteckung durch Grippe oder Erkältung schützen und gleichzeitig die Raumluft desinfizieren wollen, geben Sie 3 Tropfen Schopflavendel, 3 Tropfen Eukalyptus und 2 Tropfen Pfefferminze in die Duftschale.
Wenn Sie einen allgemein erfrischenden, belebenden Raumduft mögen, mischen Sie 3 Tropfen Schopflavendel mit 2 Tropfen Zitrone und 3 Tropfen Rosmarin.

VORSICHT

Wegen seines hohen Anteils an Ketonen ist dieses Öl mit Vorsicht anzuwenden. Es darf nicht überdosiert werden. Laien sollten es nur in der Duftlampe benutzen.

Anwendungen von Tagetesöl

Duftlampe

Dosieren Sie Tagetes als Raumduft sparsam, damit die Süße nicht zu stark wird. Zur Beruhigung gereizter Nerven: 3 Tropfen Tagetes, 2 Tropfen Geranie, 7 Tropfen Sandelholz.

Badeöl

Der honigsüße, betörende Tagetesduft lädt nach einem langen Tag zum Entspannen, Träumen und Genießen ein: 4 Tropfen Tagetes, 3 Tropfen Ylang-Ylang, 3 Tropfen Bergamotte mit ½ Becher Sahne vermischt in die Badewanne geben und die aufsteigenden Dämpfe einatmen.

VORSICHT

Tagetesöl erhöht die Lichtempfindlichkeit der Haut, außerdem kann es sensible Haut reizen.

Tannenzapfen

Abies alba – zur Reinigung der Atemwege

Element: Luft
Farbe: blau

Pflanze und Wirkung

Das ätherische Öl von Tannenzapfen entsteht durch Destillation der Zapfen der hauptsächlich in Russland wachsenden Weißtanne. Viele Menschen schätzen den würzig-grünen, waldigen Harzduft, weil er das Gefühl eines Waldspaziergangs vermittelt. Automatisch holt man dabei tiefer Luft. Tannenzapfenöl mit seiner antiseptischen, schleimlösenden und durchblutungssteigernden Kraft ist ein beliebtes Hausmittel gegen Erkältung und Muskelverspannung. Es reinigt die Atemwege. Geistig-seelisch bringt sein Duft frische, klare Gedanken, mehr Konzentration und ein behagliches Gefühl.

Hinweis

In Duft und Wirkung ähnelt Tannenzapfenöl der Douglasia.

Duftkombination

Das der Tannenzapfenöl lässt sich gut mit Eukalyptus, Minze und mit Zitrusdüften mischen.

Teebaum

Melaleuca alternifolia – gegen Pilze, zur Desinfektion, für die Immunkraft sowie für die Wundheilung

Element: Luft
Farbe: grün

Pflanze und Wirkung

Der australische Teebaum zeichnet sich durch unvergleichliche Robustheit aus, die er an den Menschen weiterzugeben scheint. Tatsächlich hat das Teebaumöl eine fast schon legendäre, keimtötende Wirkung, die sogar vier- bis fünfmal stärker als bei handelsüblichen Desinfektionsmitteln sein soll. Selbst gegen Pilze ist Teebaumöl eine hervorragende Waffe – bei gleichzeitig hoher Hautverträglichkeit. Verantwortlich für die universelle Heilkraft und die vielen Einsatzmöglichkeiten für Haut, Haar, Schleimhaut und Immunsystem ist die einzigartige Kombination von über 40 Heilsubstanzen, die im Teebaumöl enthalten sind.

Duftkombination

Zur Verfeinerung des etwas medizinisch anmutenden Dufts in der Aromalampe: Mischen Sie Teebaumöl mit Zitrusölen oder Zirbelkiefer.

Anwendungen von Tannenzapfenöl

Duftlampe
Dieses ätherische Öl regt zum stärkeren Atmen an. Das hat zur Folge, dass gleichzeitig die Sauerstoffkonzentration im Blut und im Kopf erhöht wird. Man fühlt sich sofort frischer und lebendiger. Nach einem solchen Sauerstoffschub lässt es sich besser weiterarbeiten. Vor allem »Geistesarbeiter« profitieren von der »Waldeskraft« des Tannenzapfens. Wenn Sie noch gründlicher durchatmen wollen, lüften Sie das Zimmer 10 Minuten lang gut durch und lassen dann 8 Tropfen Tannenzapfenöl in der Aromalampe verdunsten.

Saunamischung
3 bis 5 Tropfen Tannenzapfenöl in die mit Wasser gefüllte Aufgusskelle geben und auf heißen Saunasteinen verdunsten lassen.

Anwendungen von Teebaumöl

Für Haut und Haar
Bei Akne, Pickeln, Warzen die Essenz pur auftupfen. Ein Shampoo gegen Haarausfall, Schuppen und Milchschorf: 20 Tropfen Teebaum auf 100 Milliliter Basislotion.

Gegen Pilze
Bei Scheidenpilzen: 2-mal täglich ein Sitzbad: 8 Tropfen Teebaum, 6 Tropfen Lavendel vera in etwas Sahne lösen und in eine Sitzbadewanne geben. Bei Fuß- und Nagelpilz: 2-mal täglich die Stellen mit Essenz pur einroiben.

Zahnpflege
Gegen Parodontose, Entzündungen der Mundschleimhaut und Mundgeruch: 4 Tropfen Teebaum auf 1 Tasse warmes Wasser und gurgeln. Zusätzlich Zahncreme aus Teebaumöl benutzen

Thymian

Thymus vulgaris – Hustenmittel und Virenkiller

Element: Feuer, Luft
Solarplexus

Pflanze und Wirkung

Das griechische »thymos« bedeutet sowohl »räuchern« als auch »Mut«. Schon bei den alten Griechen stand Thymian für Mut und Tapferkeit, die Eigenschaften, die das ätherische Öl tatsächlich zu fördern scheint. Es stärkt die Nervenkraft und gibt Ausdauer in schwierigen Lebenssituationen. Medizinisch ist Thymianöl ein ausgezeichnetes Mittel gegen Husten und Bronchitis, sogar gegen Keuchhusten. Ein weiterer Effekt: Es tötet Bakterien und Viren besser als viele Desinfektionsmittel, steigert die Abwehr gegenüber Infektionskrankheiten und wirkt antirheumatisch.

Achtung

Thymianöl stets niedrig dosieren, es ist stark hautreizend. Nicht in der Schwangerschaft, bei Epilepsieneigung und bei Kleinkindern anwenden. Bei größeren Kindern lieber auf das mildere Öl des Weißen Thymians ausweichen.

Duftkombination

Thymian passt besonders zu Benzoe, Ginster, Narzisse, Jasmin, Honig, Vanille, Tangerine.

Tonka

Dipteryx odorata – bei Depressionen, Kummer und Sorgen

Element: Erde
Wurzelchakra
Farbe: braun

Pflanze und Wirkung

Tonkabohnen sind die Samen eines in Südamerika wachsenden Baumes. Die Essenz verströmt einen sehr entspannenden Duft, der an eine Mischung aus frisch gemähtem Heu und Mandelaroma erinnert. Tonkaöl wirkt in erster Linie auf der geistig-mentalen Ebene. Es hilft den Menschen, sich aus den Niederungen des Alltags mit allen Sorgen und Kümmernissen zu erheben. Er ermöglicht ein Abschalten bei Neigung zum Grübeln, Unausgeglichenheit, Kummer, Sorgen und depressiven Stimmungstiefs.

Duftkombination

Der weiche Duft von Tonka verbindet sich gut mit allen Blütendüften, aber auch Kombinationen mit Zitrus-, Holz- und Harzaromen sind empfehlenswert.

Anwendungen von Thymianöl

Einreibung
Bei Husten und Keuchhusten: 5 Tropfen Thymian mit 20 Milliliter Sonnenblumenöl mischen und die Brust damit einreiben. Die gleiche Mischung eignet sich auch zur Massage gegen Muskelverspannungen. Bei Kopfschmerzen einfach einige Tropfen Thymianöl auf Stirn und Schläfen massieren.

Körperöl
Wenn Sie das Gefühl haben, eine Erkältung bahnt sich an: 3 Tropfen Thymian, 3 Tropfen Ingwer, 2 Tropfen Angelika, 2 Tropfen Patschuli auf 30 Milliliter Sesamöl. Mischen, kräftig die Füße massieren und die Nierengegend einreiben.

Würzöl
Verschütteln Sie 8 bis 10 Tropfen Thymian mit 100 Milliliter Sonnenblumenöl, und lassen Sie es ein paar Tage ziehen. Sehr schmackhaft für Saucen und vegetarische Gerichte.

Anwendungen von Tonkaöl

Duftlampe
Die flüssige Tonkaessenz kann trotz ihres öligen Charakters sehr gut in der Duftlampe eingesetzt werden. Wenn Sie einfach mal abschalten möchten, mischen Sie Tonka mit Neroli. Ein Rezeptbeispiel für Traumreisen, meditative Übungen oder entspannende Körpertherapien: 5 Tropfen Tonka, 3 Tropfen Rosengeranie und einen frischen Spritzer durch 2 Tropfen Orange Süßorange.

Parfüms und Öle
Tonka gibt Naturparfüms und Körperölen eine besonders interessante, würzig-sinnliche Note. Dabei bieten sich beispielsweise Mischungen mit Rose, Jasmin, Ylang-Ylang, Neroli oder Lavendel an.

Tuberose

Polianthes tuberosa – ein kostbarer, aphrodisierender Duft

Element: Wasser
Herzchakra
Farbe: rot

Pflanze und Wirkung

Die Tuberose entstammt der Familie der Nachthyazinthen und wird in erster Linie in Frankreich, Indien, Nordafrika und auf den Komoren angebaut. Das ätherische Öl ist ein Absolue, das durch Extraktion der Blüten gewonnen wird. Es hat einen wundervoll blumigen, schweren, süßen und sinnlichen Duft und gehört deswegen zu den begehrtesten Essenzen der Parfümindustrie. Die Tuberose wirkt in erster Linie entspannend und aphrodisierend. In der Naturheilkunde kommt dem Tuberosenöl keine Bedeutung zu.

Hinweis

Tuberosenöl gehört zu den teuersten Düften.

Duftkombination

Tuberose kann man mit Verbena, Jasmin, Rose, Sandelholz, Moschuskörnern, Tonka, Vetiver, Immortelle, Bergamotte und Ylang-Ylang mischen.

Vanille

Vanilla planifolia – der süße, besänftigende Seelentröster

Element: Wasser
Farbe: gelb

Pflanze und Wirkung

Vanille ist das weltweit wohl bekannteste Aroma der Natur. Die meisten Menschen kennen es von Kindesbeinen an: Es ist der erste geschmackliche Tröster, enthalten in Schokolade, Bonbons, Puddings, Eis. Das ätherische Vanilleöl wird durch Extraktion der gemahlenen Schoten mit Weingeist gewonnen. Körperlich verleiht Vanilleöl Energie, wirkt antiseptisch und anregend auf die Verdauung. Seelisch besänftigt das Aroma das Gemüt bei Ärger, Aggression und Frust, macht gute Laune und tröstet über Fehlschläge hinweg.

Hinweis

Bei der Vanille ist es einfach, das echte vom synthetischen Aroma zu unterscheiden. Achten Sie beim Einkauf auf die Bezeichnung »echte Bourbonvanille«.

Duftkombination

Das sanfte Aroma der Vanille mischt sich gut mit Grapefruit, Limette, Bergamotte und Tonka.

Anwendungen von Tuberosenöl

Parfüm

Der sehr weibliche, das Herz öffnende Duft ist eine wunderbare Note für individuelle Parfüms. Tuberosenessenz ist sehr intensiv und kann deshalb stark verdünnt werden. Rezept für ein Parfüm: 4 Tropfen Tuberose, 5 Tropfen Sandelholz auf 10 Milliliter Jojobaöl. Parfüm, das Tuberose enthält, ist besonders wertvoll, da sich die weltweite Jahresernte nur auf knapp 20 Kilogramm beläuft.

Aphrodisierendes Öl

Eine Ölmischung, die man als erotisierenden Badezusatz oder für eine Massage benutzen kann. Der honigartige, fast betäubende Duft stärkt das Selbstbewusstsein und vermittelt ein Gefühl von Reichtum und Fülle. 2 bis 3 Tropfen Tuberose mit 2 Esslöffeln Mandelöl mischen.

Anwendungen von Vanilleöl

Duftlampe

Vanille ist ein sehr guter Kinderduft. Ein schmollendes Kind, das einen Stimmungsaufheller braucht, holen Sie mit dieser Duftmischung aus seiner »Ecke« heraus: Je 5 Tropfen Vanille und Süßorange oder Clementine.

Bademischung

Wenn Sie besonders anlehnungsbedürftig sind, baden Sie in diesem Zusatz: 2 Tropfen Mimose, 2 Tropfen Vanille, 2 Tropfen Rosengeranie auf 2 Esslöffel Mandelöl. Ein sinnlich wirkendes Badeöl: 3 Tropfen Bay, 3 Tropfen Vanille, 1 Tropfen Rose in jedem beliebigen Basisöl oder Sahne auflösen.

Aromaküche

Vanilleöl ist ideal auch zum Aromatisieren von Süßspeisen.

Veilchenblätter

Viola odorata – ein feiner Duft für die Nerven und gegen Ängste

Element: Wasser, Erde
Kronenchakra
Farbe: blauviolett

Pflanze und Wirkung

Veilchen sind hübsche, dabei sehr sensible und empfindliche Pflanzen mit einem ausgesprochen feinen Blütenduft. Das aromatische Öl wird aus den Blättern hergestellt. Es riecht intensiv, laubartig und grün und hat blumige Aspekte. Die Essenz aus den Veilchenblättern stärkt die Nerven, hilft bei Erkältung und Husten und vermittelt die Stimmung eines stillen Waldes. Diese Energie ist in der Lage, seelische Gefühlsblockaden zum Schmelzen zu bringen und tief sitzende Ängste abzubauen. Veilchenblätterabsolue ist vor allem ein Aroma für sensible, leicht verletzbare Naturen.

Hinweis

Veilchenblätterabsolue gehört zu den teuren Düften.

Duftkombination

Veilchenaroma verbindet sich gut mit folgenden Duftnoten: Eichenmoos, Zedernholz, Sandelholz, Jasmin, Bergamotte, Basilikum, Geranie, Douglasia, Tanne und Myrte.

Verbena

Lippia citriodora – für Magen und Darm, Nerven und Herz

Element: Feuer (Körper), Luft (Geist)
Kehl- und Stirnchakra
Farbe: grünbraun

Pflanze und Wirkung

Um die Verbena, auch Zitronenverbene oder Zitronenstrauch genannt, gibt es viele Verwechslungen. Das relativ teure, spritzig-zitronig duftende Öl wird z.B. oft mit dem Lemongras verwechselt, das aber eine ganz andere Wirkung hat. Verbenaöl ist ein gutes Magen- und Darmmittel, hat Einfluss auf das vegetative Nervensystem und hilft mit seinem »hellen« Duft bei Trauer und Depression.

Achtung

Verbena wirkt hautreizend und ist phototoxisch. Es darf nicht in der Schwangerschaft angewendet werden.

Duftkombination

Verbena mischt sich gut mit Blütendüften wie Rose, Geranie oder Tuberose und mit Zitrusdüften.

Veilchenblätter-/Verbenaöl

Anwendungen von Veilchenblätteröl

Naturparfüm

Ein Veilchenparfüm hat etwas sehr Weiches. Das Absolue ist intensiv mit blumigen, etwas an Iris erinnernden Noten. Es gilt als interessante Zutat in selbst hergestellten Parfüms. Ein Rezept: 5 Tropfen Veilchenblätter, 3 Tropfen Benzoe, 1 Tropfen Tagetes, 4 Tropfen Sandelholz mit 10 Milliliter Jojobaöl in einem kleinen braunen Fläschchen verschütteln. Lassen Sie diesen Duft bis zu 3 Wochen ziehen, dann ist er »reif«.

Sanfte Träume

Wenn Sie Angst vor schlechten Träumen haben: Ein einziger Tropfen Veilchenblätterabsolue auf einem Taschentuch neben dem Kopfkissen kann zu angenehmen Träumen verhelfen.

ACHTUNG

Das häufig verwendete synthetische Veilchenöl hat keine heilende Wirkung.

Anwendungen von Verbenaöl

Duftlampe

Verbenaöl besitzt einen Licht bringenden Charakter. Es ist ein Energiespender bei mentaler Erschöpfung. Wenn Sie geistig arbeiten müssen, bringt dieser Raumduft eine kreative Atmosphäre, die zusätzlich die Konzentration erleichtert: 5 Tropfen Verbena und 3 Tropfen Grapefruit.

Massageöl

Gegen Stress, Schlaflosigkeit und Angst hilft eine Massage mit diesem Öl: 4 Tropfen Verbena, 6 Tropfen Lavendel mit 50 Milliliter Johanniskrautöl mischen. Kneten und reiben Sie damit erst die Füße, dann massieren Sie sanft den Solarplexus und die Stirn im Bereich des »dritten Auges«.

Vetiver

Vetiveria zizanoides – erdet und stärkt das Selbstvertrauen

Element: Erde (Geist), Wasser (Körper)
Wurzel- und Bauchchakra
Farbe: braun, schwarz

Pflanze und Wirkung

Das ätherische Öl des Vetivergrases entstammt den duftenden Wurzeln der Pflanze, die dafür extra ausgegraben werden müssen. Dieser Prozess macht das dunkle, zähe Wurzelöl besonders teuer und entsprechend kostbar. Der eigenwillige erdig-schwere, rauchige Duft ist sehr intensiv und lang anhaltend. Das ätherische Öl stärkt die Nerven und das Immunsystem, pflegt und regeneriert die Haut. Durch seine östrogenähnlichen Substanzen wirkt es auf die weiblichen Sexualorgane und soll sogar die Fruchtbarkeit anregen. Auf seelischem Gebiet erdet und zentriert Vetiver Menschen, die sich entwurzelt fühlen.

Duftkombination

Um den Wurzelduft des Vetivers etwas zu mildern, kann man ihn mit Ylang-Ylang, Geranie, Sandelholz, Zimtrinde und Bergamotte mischen.

Wacholder

Juniperus communis – von innen heraus entgiftend und reinigend

Element: Feuer, Wasser
Stirnchakra
Farbe: grün

Pflanze und Wirkung

Wacholdersträucher sind seit der Antike sagenumwobene Gewächse. Die Germanen vertrieben damit böse Geister, im Mittelalter schützte der Rauch aus dem Verbrennen der Zweige vor Pest, und bei uns schätzt man die starke Reinigungs- und Entgiftungskraft der Pflanze auf den ganzen Stoffwechsel. Das ätherische Öl aus den Wacholderbeeren scheidet Giftstoffe aus dem Gewebe und wirkt dadurch gegen Hautleiden, Zellulite, Rheuma, Gicht und Hexenschuss. Es wird auch bei Blasenentzündung eingesetzt. Mit dem Öl kann man Räume von negativen Schwingungen reinigen.

Achtung

Wacholderöl nicht in der Schwangerschaft einnehmen.

Duftkombination

Wacholder kombiniert man mit Minzen, Nadelölen und mit Rosmarin, Thymian oder Kamille.

Anwendungen von Vetiveröl

Duftlampe
Ein Raumduft mit Vetiver entspannt die Nerven, baut erschöpfte Menschen auf und stärkt ihr Selbstvertrauen. Für diese Zwecke: 4 Tropfen Vetiver, 3 Tropfen Orange, 1 Tropfen Muskatellersalbei. Der Vetiverduft ist aufgrund seiner Fremdartigkeit jedoch gewöhnungsbedürftig.

Gegen Motten
Vetiver vertreibt lästige Insekten. Tränken Sie Wattebäusche oder Löschpapierschnipsel mit einigen Tropfen Vetiver, und verteilen Sie alles in den Schränken zwischen den Wollsachen.

Badeöl
Dieser Badezusatz verhilft zu tiefer seelischer Entspannung: 3 Tropfen Vetiver, 1 Tropfen Zimt, 5 Tropfen Sandelholz mit etwas Sahne lösen.

Anwendungen von Wacholderöl

Duftlampe
Wenn man vor Müdigkeit friert und zugleich erschöpft ist: 5 Tropfen Wacholder und 3 Tropfen Zimt in die Aromaschale geben.
Zum Desinfizieren und Reinigen von Räumen mischen Sie Tannenzapfenöl dazu.

Blasenentzündung
Bei Harnwegsinfektionen: 2 Tropfen Wacholder, 2 Tropfen Eukalyptus und 1 Tropfen Sandelholz in ½ Liter heißem Wasser verrühren, ein Tuch darin tränken und auf den Unterleib legen.

Hautkrankheiten
Bei Hautleiden wie z. B. Neurodermitis: 3 Tropfen Wacholder und 2 Tropfen Geranie mit 1 Esslöffel Hanföl mischen und die Mischung mehrmals täglich einmassieren.

Weißtanne

Abies alba – ein befreiender Duft für die Atemorgane

Element: Luft
Herzchakra
Farbe: blau

Pflanze und Wirkung

Das ätherische Öl der Weiß- oder Edeltanne wird durch Wasserdampfdestillation der Nadeln tragenden Zweige gewonnen. Sein Duft wirkt waldig und balsamisch und lädt automatisch zum tieferen Durchatmen ein. Wegen seines antiseptischen und sauerstoffaktivierenden Effekts ist das Öl sehr beliebt bei Erkältungen jedweder Art, es regt darüber hinaus die Hautfunktionen an und transportiert Schlacken aus dem Gewebe. Aus diesem Grund ist es ein geeigneter Saunaduft. Geistig-seelisch öffnet der Duft des Tannenöls das Herz, er vermittelt ein Gefühl von Wärme und Geborgenheit.

Duftkombination

Mischen Sie dieses ätherische Öl mit Eukalyptus, Minze und zitronigen Düften.

Ylang-Ylang

Cananga odorata – euphorisierendes Aphrodisiakum

Element: Wasser
Bauchchakra
Farbe: orange, rot

Pflanze und Wirkung

Der Ylang-Ylang-Baum hat einen zweiten, bezeichnenden Namen: Parfümbaum. Seine großen gelben Blüten verströmen einen schweren, betörend blumig-süßen Duft, mit dem man automatisch Begriffe wie »Sinnlichkeit« und »Erotik« verbindet. Ylang-Ylang-Öl beruhigt die Nerven und euphorisiert zugleich; es ist ein hautfreundliches Öl, das man gern bei sensibler Haut einsetzt, aber auch bei Darminfektionen und Blähungen. In erster Linie aber lässt die Essenz Gefühle fließen und berauscht die Sinne. Als Aphrodisiakum benutzt man sie bei Angst und innerer Verkrampfung, auch bei Impotenz und Lustlosigkeit.

Achtung

Ylang-Ylang ist duftintensiv. Zu hohe Dosierungen oder häufiger Gebrauch können Kopfschmerzen und Übelkeit hervorrufen.

Duftkombination

Gute Mischungen mit Ylang-Ylang sind Bergamotte, Grapefruit, Sandelholz, Jasmin, Neroli, Muskatellersalbei und Patschuli.

Anwendungen von Weißtannenöl

Saunaduft

Bei beginnender Grippe kann ein Saunagang mit dieser Mischung die Krankheit vielleicht noch abfangen: 2 Tropfen Weißtanne und 1 Tropfen Minze in die mit Wasser gefüllte Saunakelle geben. Achtung: Ätherische Öle niemals direkt auf die heißen Steine tropfen lassen. Sie sind leicht entzündlich.

Sportleröl

Vor oder nach dem Sport lohnt sich eine kreislaufanregende, durchblutende Massage mit diesem Öl, weil es Muskelkater verhindern kann: 3 Tropfen Tanne, 2 Tropfen Wacholder, 1 Tropfen Minze mit 3 Esslöffeln Mandelöl mischen.

Anwendungen von Ylang-Ylang-Öl

Raumduft

5 Tropfen Ylang-Ylang pur in der Duftlampe schaffen eine sinnlich-kreative Atmosphäre.

Liebesduft

Ein Duftöl, das zärtlich stimmt und die Angst vor der Liebe nimmt: 4 Tropfen Ylang-Ylang, 2 Tropfen Rose, 4 Tropfen Sandelholz mit 3 Esslöffeln Jojobaöl mischen. Benutzen Sie es zur Partnermassage oder als Zusatz für ein Bad zu zweit.

Gesichtsöl

Bei müden, verspannten Gesichtszügen kann eine sanfte Massage mit diesem Rezept sehr gut entspannen und das Gesicht wesentlich glatter und jünger wirken lassen: 2 Tropfen Ylang-Ylang und 2 Tropfen Neroli in 2 Esslöffeln Jojobaöl lösen.

Magen- und Darmprobleme

4 bis 5 Tropfen Ylang-Ylang in Honig aufgelöst nach jeder Mahlzeit einnehmen.

Ysop

Hyssopus officinalis – wohlriechendes Hustenmittel

Element: Luft
Stirn- und Kronenchakra
Farbe: blau

Pflanze und Wirkung

Ysop ist eine würzig riechende Aromapflanze, die auch in unseren Kräutergärten wächst und dem Lavendel ähnlich sieht. Das Heilkraut enthält schleimlösende, schweißtreibende und stimulierende Substanzen, weshalb es seit Jahrhunderten erfolgreich gegen Husten, Bronchitis und Asthma eingesetzt wird. Auf geistig-mentaler Ebene wirkt Ysopöl kräftigend. Es erzeugt ein Gefühl von Wachheit und Klarheit, belebt die Nerven und schafft gleichzeitig ein Gefühl von Entspannung. Ein gutes Öl bei Konzentrationsschwäche und Meditation.

Achtung

Ysopöl ist nicht ganz ungefährlich, weil es einen relativ hohen Ketongehalt hat, der in großen Dosen giftig wirken kann.

Duftkombination

Ysop verträgt sich gut mit Myrte, Zitrone, Zypresse und Lavendel.

Zedernholz

Cedrus atlantica – für Haut und Atemwege, gut gegen Motten

Element: Erde
Farbe: braun

Pflanze und Wirkung

Zedern waren früher die Bäume der Weisheit und des Wissens. Ihr ätherisches Öl wird aus zwei botanischen Arten gewonnen – der »falschen Zeder« und der marokkanischen Atlaszeder. Beide Öle wirken antiseptisch und schleimlösend bei Atemwegsinfektionen. Zedernöl stärkt Nieren und Blase, wirkt beruhigend und regenerierend auf die Haut, weshalb es auch bei Akne eingesetzt wird. Auf die Psyche entfaltet die Essenz insgesamt eine stärkende Energie. Sie vermittelt Kraft, Mut, Klarheit, Stabilität und baut das Selbstbewusstsein auf. Sie ist in sehr vielen natürlichen Antimottenmitteln enthalten. Zedernöl kann sehr gut Motten vertreiben.

Duftkombination

Zedernduft kann die aphrodisierenden Eigenschaften von Rose und Jasmin verstärken und die frische Energie von Bergamotte, Zirbelkiefer und Wacholder intensivieren.

Anwendungen von Ysopöl

Duftlampe — Zur Reinigung und Desinfektion der Raumluft, vor allem wenn man unter Husten und Bronchitis leidet: 3 Tropfen Ysop, 3 Tropfen Myrte und 2 Tropfen Zitrone in die Aromaschale geben. Ein Raumduft für besinnliche Stunden, bei dem man auch gut meditieren, tief entspannen und zu sich kommen kann: 3 Tropfen Ysop, 3 Tropfen Zypresse und 2 Tropfen Lavendel vera.

Aromaküche — Frische, gehackte Ysopblätter sind ein gutes Würzmittel für Eintöpfe, Suppen und Salate.

Hustentee — 1 Esslöffel frische Ysopblüten mit einer Kanne siedendem Wasser aufgießen und nach 10 Minuten abseihen. Über den Tag verteilt trinken.

Anwendungen von Zedernholzöl

Duftlampe — Wenn Sie das Bedürfnis haben, Ihre Gedanken zu zentrieren, geben Sie 4 Tropfen Zedernholz und 3 Tropfen Bergamotte in die Aromaschale.

Gegen Motten — Sie können sich ein Mittel gegen Motten sehr leicht selbst herstellen. Tränken Sie einige Wattebäusche oder Holzkugeln mit einigen Tropfen Zedernholzöl, und legen Sie diese in Ihren Schränken aus.

Sportmassage — Ein durchblutungsförderndes Massageöl: 6 Tropfen Zedernholz, 6 Tropfen Rosmarin und 4 Tropfen Eukalyptus mit 50 Milliliter Sesamöl mischen.

VORSICHT — Die Sorte Juniperus virginiana nicht während der Schwangerschaft und bei Epilepsie verwenden.

Zimt

Cinnamomum ceylanicum – antiseptisch und durchblutend

Element: Feuer
Wurzelchakra, Solarplexus
Farbe: orangerot, rot, braunrot

Pflanze und Wirkung

Der in ganz Asien verbreitete Zimtbaum liefert den Rohstoff für dieses ebenso alte wie beliebte Gewürz. Die beste Sorte kommt aus Ceylon. Zimtrindenöl ist sehr stark antiseptisch, durchwärmt und durchblutet den ganzen Körper und verströmt ein Gefühl von Wärme und Geborgenheit, ist allerdings hautreizend. Zimtblätteröl entspannt, entkrampft und hilft bei Magen-Darm-Krämpfen und verspannten Muskeln.

Achtung

Zimtöl darf nicht in der Schwangerschaft benutzt werden.

Duftkombination

Zimt mit Orange und Nelke ergibt den typischen Weihnachtsduft. Für sinnliche Mischungen kombinieren Sie mit Jasmin, Ylang-Ylang, Ingwer, Narzisse oder Patschuli.

Zirbelkiefer

Pinus cembra – bewährtes Hustenmittel

Element: Erde
Farbe: blau

Pflanze und Wirkung

Die äußerst zähe und widerstandsfähige Zirbelkiefer wächst in den Hochalpen bis zur Baumgrenze und trotzt den Urgewalten der Natur. Früher wurden die jungen Triebe zur Herstellung von Hustensirup gesammelt, heute verwendet man das ätherische Öl für den gleichen Heilzweck. Ätherisches Zirbelkiefernöl löst den Schleim aus den Atemwegen und aktiviert die Atmung. Auch »Geistesarbeiter« schätzen diese Substanz, weil sie ihnen hilft, wach und konzentriert zu bleiben.

Hinweis

Die Zirbelkiefer steht unter Naturschutz. Zur Herstellung des ätherischen Öls dürfen nur durch Unwetter entwurzelte oder gefallene Bäume benutzt werden. Diese Umstände machen Zirbelkiefernöl zunehmend zu einer Rarität.

Duftkombination

Das Öl passt gut zu blumigen Düften wie Myrte und Ysop, zu Zitrusdüften, zu Eukalyptus und Zypresse.

Anwendungen von Zimtöl

Duftlampe
Zimtrindenöl durchwärmt Körper und Seele, kann also gleichzeitig gegen Erkältung und gegen innere Gefühlskälte wirken. Bei Erkältung: 2 Tropfen Zimtrinde, 2 Tropfen Nelke, 2 Tropfen Thymian. Für eine sinnliche, Geborgenheit schaffende Atmosphäre: 2 Tropfen Zimtrinde, 2 Tropfen Ylang-Ylang, 2 Tropfen Orange.

Mundspülung
Bei Zahnfleischentzündungen nutzen Sie Zimtblätteröl als adstringierendes Antiseptikum: 1 Tropfen Zimtblätter und 1 Tropfen Gewürznelke in etwas Essig lösen und in 1 großen Tasse mit warmem Wasser verrühren. 2-mal täglich sollten Sie sich damit den Mund spülen.

Anwendungen von Zirbelkiefernöl

Duftlampe
Klärt und reinigt die Luft von Rauch und schützt vor Erkältung: 3 Tropfen Zirbelkiefer, 2 Tropfen Minze, 3 Tropfen Verbena.

Herrenduft
Das waldig-frisch duftende Öl der Zirbelkiefer ist eine sehr interessante Parfümnote, die männliche Eigenschaften wie Mut, Ausdauer und Zähigkeit vermittelt. Wenn Sie selbst ein Männerparfüm herstellen wollen, mischen Sie Zirbelkiefer mit Eichenmoos, Muskatellersalbei und Douglasia.

Gegen Insekten
Vertreiben Sie Motten und Mücken, indem Sie folgende Mixtur im Raum versprühen:
5 Tropfen Zirbelkiefer, 3 Tropfen Zeder, 5 Tropfen Lavendel in 1 Esslöffel Essig lösen und mit Wasser auffüllen.

Zitrone

Citrus limonum – regt den Kreislauf an und belebt den Geist

Element: Luft
Solarplexus
Farbe: gelb

Pflanze und Wirkung

Die Zitrone gilt als gutes Heilmittel bei Verdauungsbeschwerden und bei Übersäuerung des Körpers. Gleichzeitig regt sie den Kreislauf an, kann Fieber senken und als Bestandteil von Mundspülungen das Zahnfleisch kräftigen. Der frische, belebende Duft des aus den Schalen kaltgepressten ätherischen Zitronenöls regt den Geist an, fördert die Konzentration, heitert auf und belebt.

Achtung

Ätherisches Zitronenöl ist nicht lange haltbar. Achten Sie beim Einkauf auf das Verfallsdatum. Trübes Öl mit einem unangenehmen Geruch auf keinen Fall mehr benutzen – Allergiegefahr! Zitronenöl ist außerdem sehr hautreizend und wirkt phototoxisch. Achten Sie auf die Dosierungsvorschriften, und nehmen Sie nach einer entsprechenden Hautbehandlung nicht gleich ein längeres Sonnenbad.

Duftkombination

Zitrone verträgt sich mit fast allen Duftnoten. Es gibt anderen Aromen eine erfrischende, heitere Note.

Zitronellgras

Cymbopogon nardus – erfrischendes, reinigendes Aroma

Element: Luft
Farbe: gelbgrün

Pflanze und Wirkung

Zitronellgras ist ein tropisches Duftgras, das auf Sri Lanka und in anderen Regionen Südostasiens wächst. Sein stark zitroniges und frisches Aroma erinnert ein wenig an die Melisse. Es wird manchmal als Zitronenmelisse ausgegeben. Zitronellgras ist jedoch in der Wirkung völlig anders, fast sogar entgegengesetzt. Während die Melisse die Nerven beruhigt und entspannt, hat Zitronellgras auf den Geist eine erfrischende, anregende Wirkung. Aus diesem Grund benutzt man es zum Aromatisieren von Dusch- und Reinigungsmitteln und in der Sauna.

Duftkombination

Mischen Sie Zitronellgras mit Zitrus- oder Nadeldüften oder mit Zeder.

Anwendungen von Zitronenöl

Raumduft
Zitronenöl ist sehr gut zur Beduftung von Schul- und Büroräumen geeignet, weil es zum geistigen Arbeiten anregt: 6 Tropfen Zitrone, 4 Tropfen Bergamotte.

Gegen Lippenherpes
4 Tropfen Zitrone, 4 Tropfen Teebaum, 2 Tropfen Geranie mit 10 Milliliter Mandelöl mischen und auf die betroffenen Stellen auftupfen.

Trinkwasserverbesserer
Wenn Sie auf Reisen Zweifel an der Qualität des Trinkwassers haben: 1 bis 2 Tropfen Zitronenöl im Glas machen schädlichen Mikroben den Garaus.

Haaraufheller
Blonde Menschen können Zitronenöl sehr gut als natürlichen Aufheller für ihr Haar benutzen: 2 Tropfen Zitrone, 3 Tropfen Kamille in etwas Essig lösen und auf 1 Liter Wasser geben. Damit die Haare nach dem Waschen spülen.

Anwendungen von Zitronellgrasöl

Duftlampe
Ein sehr wohlduftendes, preiswertes und äußerst wirksames Mittel, um lästige Insekten abzuwehren: 5 Tropfen Zitronellgras, 4 Tropfen Eucalyptus citriodora und 3 Tropfen Minze piperita.

Strecken
Wenn Ihnen echtes Melissenöl zu teuer ist, können Sie es mit Zitronellgrasöl strecken. Der Duft beider Aromapflanzen ist sehr ähnlich. Sie können die Mischung gut für die Duftlampe oder fürs Badewasser nutzen. Wenn Sie spezielle Heilanwendungen im Sinn haben, dürfen Sie beide Düfte aber nicht mischen. Sie haben unterschiedliche Wirkungen.

Über die Autorin

Gerti Samel ist Redakteurin bei der Zeitschrift Cosmopolitan. Seit zehn Jahren ist sie dort verantwortlich für die Bereiche Gesundheit, Ernährung, Esoterik und Umwelt. Ihre Spezialgebiete sind dabei Naturheilkunde und alternative Medizin.

Hinweis

Das vorliegende Buch ist sorgfältig erarbeitet worden. Dennoch erfolgen alle Angaben ohne Gewähr. Weder Autorin noch Verlag können für eventuelle Nachteile oder Schäden, die aus den im Buch gemachten praktischen Hinweisen resultieren, eine Haftung übernehmen.

Literatur

Andreas, Inge: Die ganzheitliche Duftberatung. Falken Verlag. 2. Auflage, Niedernhausen 1995
Keller, Erich: Düfte bewußt erfahren und nutzen. Scherz Verlag. München 1995
Kluge, Heidelore: Natürlich heilen und pflegen mit Teebaumöl. Südwest Verlag. 18. Auflage, München 1998
Kraus, Michael: Aromatherapie. Rowolt Verlag. Reinbek 1994
Tisserand, Maggie: Die Geheimnisse wohlriechender Essenzen. Windpferd Verlag. Aitrang 1993
Tisserand, Robert B.: Das ist Aromatherapie. Hermann Bauer Verlag. Freiburg 1994
Werner, Monika: Ätherische Öle. Graefe & Unzer Verlag. München 1994

Bildnachweis

AKG, Berlin: 6; Bilderberg, Hamburg: 11 (Wolfgang Volz); Südwest Verlag, München : Titelbild (Michael Zuche); Transglobe Agency, Hamburg: 2 (Donald Higgs)

Bezugsquellen

Amyris, Vaihinger Str. 36, 74343 Sachsenheim 3
Neumond, 82211 Herrsching
Spinnrad GmbH, Am Bugapark 3, 45899 Gelsenkirchen, 08 00/7 74 66 72

Impressum

© 1997 Südwest Verlag, München, in der Econ Ullstein List Verlag GmbH & Co. KG, München
4. Auflage 2000

Alle Rechte vorbehalten.
Nachdruck – auch auszugsweise –
nur mit Genehmigung des Verlags.

Redaktion: Nicola von Otto, Anja Romaus

Projektleitung: Susanne Garte

Redaktionsleitung und
medizinische Fachberatung:
Dr. med. Christiane Lentz

Bildredaktion: Sabine Kestler

Produktion: Manfred Metzger (Leitung), Annette Aatz

Umschlag:
Heinz Kraxenberger, München; Till Eiden

Layout: Klaus Lutsch

Satz/DTP: Mihriye Yücel, Maren Scherer

Druck und Bindung:
Druckerei Uhl, Radolfzell

Gedruckt auf chlor- und säurearmem Papier

ISBN 3-517-01997-6

Register

Abszesse 33, 56
Abwehrkräfte 20, 32, 48, 98
Akne 22, 34, 46ff., 56, 66, 75, 78, 93, 97, 108
Allergien 10, 35, 39, 46, 66, 112
Ängste 7, 13f., 18, 34, 36, 43, 51, 57, 68, 76, 92, 103, 106
Antibiotikum, natürliches 66
Anwendung, äußerliche, allgemein 11
Aphrodisiaka 5, 28, 92, 101, 106f.
Appetitmangel 18
Aromaküche 15, 37, 41, 51, 81, 109
Aromastoffe 4ff.
Atemwegserkrankungen 14, 22, 26, 30, 32, 46, 52, 68, 78f., 96, 110
Augen 33, 56, 89

Bäder 9, 15, 19, 21, 25, 31ff., 37ff., 49, 51, 61, 63, 65, 67, 69, 87, 91, 95, 101, 105
Bakterien 4, 66, 86
Bindegewebsschwäche 80f., 93
Blähungen 14, 18, 26, 30, 33ff., 46, 48, 50, 53, 72, 106
Bluthochdruck 10, 62f., 91
Bronchitis 32, 52, 78, 98, 108f.

Darmbeschwerden 18, 21, 31, 34, 66, 68, 80, 107

Depressionen 7, 14, 16, 18, 21, 28, 34f., 43ff., 80, 86, 88, 98, 102
Desinfektion 57, 59, 96
Duftlampe 9, 13, 15, 17, 19, 21, 23, 25, 27, 29, 31, 33, 35, 37, 39, 41, 43, 45, 47, 49, 51, 55, 57, 59, 61, 63, 65, 69, 71, 73, 75, 77, 79, 81, 83, 85, 87, 89, 91, 95, 97, 99, 101, 103, 105, 109, 111, 113
Durchblutungsstörungen 52

Einreibung 53, 99
Ekzeme 22f., 34, 66
Enfleurage 7f.
Entspannung 12, 73
Entzündungen 18f.
Epilepsie 10, 33, 90, 98, 109
Erbrechen 14, 26
Erkältung 13, 16, 23, 32f., 46ff., 52f., 55, 67f., 74, 78f., 84f., 94ff., 99, 102, 106f.
Erschöpfung 14f., 32, 35, 45, 51, 60, 63, 72, 105

Fenchelwasser 33
Fieber 18, 85
Fruchtschalenöle 5, 7
Furunkel 45, 78

Gefühlsebene 5, 42
Gelenkschmerzen 35, 50, 69
Gemüt 4f., 14, 18, 64
Geruchssinn 4, 7
Gewürzöle 10, 15, 27, 31, 99
Gicht 52, 90, 104

Grippaler Infekt 16, 53, 67
Gurgelwasser 19, 21, 73, 91

Haarpflege 16f., 60, 91, 96f., 113
Harnwegsinfektionen 22, 52, 92, 104f.
Hautentzündungen 34, 38, 44f.
Hautpflege 38, 40f., 47, 50f., 56, 58, 62, 72, 75ff., 80ff., 93, 96f., 104f.
Herz 12, 18, 66
Hexenschuss 84, 104
Homöopathie 10f., 68
Husten 14, 16, 55, 67, 72, 75, 86, 90, 98f., 102, 108f.
Hypermotorik 26f.

Inhalation 9, 13, 23, 31, 47, 53, 63, 67, 75, 79, 83
Insektenmittel 61, 105, 111
Insektenstiche/-bisse 22, 31, 56
Instabilität, psychische 12, 28

Keuchhusten 32, 98f.
Kinder 11, 15, 18, 24ff., 34, 38, 59, 64f., 68, 98, 101
Kompressen 9f., 57, 71, 89
Konzentration 5, 30, 34, 60, 84, 96, 108, 112
Kopfschmerzen 40, 44, 48, 62, 66ff., 76
Kreislaufschwäche 46f., 69, 72, 84

115

Lichtempfindlichkeit 13, 19, 25, 36, 45, 51, 58, 81, 95
Limbisches System 7
Lippenherpes 113
Lösungsmittelextraktion 7, 68
Lymphmassage 34, 36

Magenbeschwerden 21, 31, 34, 46, 66, 68, 107
Magenfunktion 14, 40, 50
Massage 10, 17, 19, 21, 29, 33, 35, 37f., 43, 47, 49, 53, 59, 65, 67, 69, 71, 73, 81, 87, 89, 90f., 93, 99, 103, 107, 109
Meditation 12, 15, 22f., 29, 37, 73f., 78, 89, 99
Menstruationsbeschwerden 24, 32, 42, 44, 46, 62, 66, 71, 93
Migräne 62
Mottenmittel 108f., 111
Mundpflege 35, 73, 85, 97, 111
Muskelschmerzen 35, 40, 46, 60, 90f.

Nagelpflege 16
Nebenhöhlenentzündung 46, 75, 78f.
Nerven 4f., 14, 24, 26, 32f., 35, 38, 46f., 62, 64f., 68, 94, 102, 105
Nervensystem 12
Nervosität 13, 16, 19, 32, 45, 51, 66f., 74, 76
Neurodermitis 44, 83, 105
Niedergeschlagenheit 5, 68

Ohrenschmerzen 22f., 56
Öle, ätherische
– Anwendung 9
– Beschreibung 4
– Gewinnung 7f.
– Haltbarkeit/Lagerung 8
– Inhaltsstoffe 6
– Qualität 8
– Wirkung 4
Organschäden 11

Parfüm 17, 27, 38, 43, 48, 62f., 70f., 77, 88, 101, 103
Partnermassage
→ Massage
Pilze 4, 56, 66, 82, 96f.
PMS (Prämenstruelles Syndrom) 34, 42, 56
Prellungen 69
Psoriasis 22f., 44
Psyche 7, 32, 40, 48, 50, 58, 62, 69, 76, 83

Raumduft
→ Duftlampe
Reisekrankheit 40
Rheuma 30, 46, 48ff., 52, 56, 60f., 72f., 86, 90, 94, 104
Riechöl 13

Sauna 27, 31f., 53, 61, 97, 106f.
Schlafstörungen 18, 44f., 63, 66f., 74, 76, 92, 103
Schnupfen
→ Erkältung
Schock 5, 46f., 57, 76f.
Schuppen 16, 60, 97

Schuppenflechte
→ Psoriasis
Schwangerschaft 15, 17, 23, 31, 33f., 49ff., 53, 66, 68, 72, 79, 81, 88, 90f., 98, 102, 104, 109f.
Selbstheilungskräfte 5
Sonnenbrand 44, 57
Standfestigkeit 12
Stress 7, 19, 24, 32, 35, 38, 44, 57, 66f., 83, 92, 103

Trägeröle 10
Trinkwasserverbesserer 113

Umschläge 23
Unruhe 7, 16, 67f., 74, 92
UV-Strahlung 11

Verbrennungen 30, 56f.
Verdauung 14, 26, 30, 40, 48, 62, 64, 100, 112
Verstauchungen 46, 60, 62
Viren 4, 66, 86

Wadenwickel 85
Wasserdampfdestillation 7, 24, 26, 50, 52
Wechseljahre 22, 34, 70, 92
Wickel 23
Wundheilung 22f., 28f., 34, 44f., 57, 74f., 82

Zahnfleischentzündungen 20, 35, 64, 66, 73, 85, 90, 111
Zahnpflege 97
Zahnschmerzen 22, 35
Zellulite 19, 37, 104